Wo der Brotgelehrte trennt, vereinigt der philosophische Geist.
Friedrich Schiller

Heileurythmie Quo Vadis ?

Thesen und Denkansätze
Visionen und Aktionen

Theodor Hundhammer
www.bewegteworte.ch

Umschlag- und Kapitelbilder
Denise Vanazzi, Triptychon ohne Titel
Leonardo da Vinci, Johannes der Täufer

© 2014 Theodor Hundhammer
www.bewegteworte.ch
3. Auflage 2015
Herstellung und Verlag:
BoD – Books on Demand, Norderstedt
ISBN 978-3-7357-8164-2

HEILEURYTHMIE - QUO VADIS ?

Vorwort 11

Einleitung 13

Die Philosophie der Heileurythmie

Heileurythmie – Ein Therapiesystem der Mitte 17

DAS GENIALE WORT

Eurythmie 19

Eurythmie oder Eurhythmie 20

Heileurythmie 21

NEUZEIT

Eine «Neue Welt» im Gesundheitswesen 22

Auf den Bahnen des Willens 24

Vordenken und Nachdenken 26

Prometheisch denken 28

Im Verständnisse des fremden Wollens 32

DIE KUNST POLAR ZU SEIN

Ich bin zwei 33

Kein Ich ohne Seele 35

Die Mitte gibt es nicht 36

Ich Bin 37

Ätherschulung im unteren Menschen 38

Das Leonardo da Vinci Prinzip 40

Alle Trennung ist Maya 43

BEWEGUNGSPHÄNOMENE

Aufströmen – Abströmen 44

In die Kutsche steigen 45

Abgeholt werden 46

Schwimmen mit dem Strom 47

Schwimmen gegen den Strom 47

Vorne Sein – Hinten Sein 47

Die Arme steigen von alleine 48

Rückwärtsgehen mit Flügeln 49

Die Flügel 50

Oberschenkel – Schultergürtel – Arme 51

Vokale 52

Ballen und Spreizen – A und E 56

Die T-Gebärde 57

Loslassen und Auferstehen – Ur-A und Ur-I 58

TAO 59

PHÄNOMENOLOGIE

Ätherleib und Ich 62

Strom und Gegenstrom 63

Bewusst den Äther bewegen 64

Der untere Mensch will vorwärts 65

Der obere Mensch will rückwärts 65

L und R – Gleichstrom und Gegenstrom 66

Mit dem Ich aus sich herausgehen 67

Die ätherische Bewegung 68

Tierkreis-Gesetze 70

Die Konsonanten des mittleren Menschen 72

Vokale und Konsonanten 73

Heileurythmisches Atmen 75

HEILEURYTHMIE GROSS DENKEN

Heileurythmie 78

Wahrnehmen als Heilmittel 78

Laute – Worte – Sprache 79

Stufenleiter der Heileurythmie 82

Der frohe Herr der Welt 88

Ingenieurlied 90

Das Höchste, das Grösste, das Schönste 91

Glaube Liebe Hoffnung

Neu denken 95

♌ LODERNDE BEGEISTERUNG

Sich mutig positionieren 96

Ein neuer Name 97

Eurythmietherapie 99

♍ VERNÜNFTIGE ERNÜCHTERUNG

Ein Beruf ohne Zukunft 102

Auch andere Methoden anbieten? 103

Attraktiver werden 104

Wie sähe die Heileurythmie heute aus? 106

♎ ABWÄGEN DER VORAUSSETZUNGEN DES GEDANKENS

Wer verantwortet die Heileurythmie? 110

Mann und Frau 111

Patriarchat 112
Ein neues Rollenverständnis wäre nötig................................... 113
Coming Out.. 114
Wer baut die Brücke zum Klient? 115

♏ DER VERSTAND

Okkulte Gefangenschaft 118
Doppelgänger-Phänomene 119
Gehirnwäsche.. 120
Es hört doch jeder nur, was er versteht 121

♐ DER ENTSCHLUSS

Vertiefen, Vertiefen – Vertiefen? 125
Trennen Sie die Heileurythmie nicht von Rudolf Steiner!...... 126
Modelle für eine Physiologie der Zeit 127

♑ AUSEINANDERSETZUNG DES GEDANKENS MIT DER WELT

Distanz zur Forschung... 131
Wissenschaft ist das, was Wissen schafft 132
Heileurythmiewissenschaft 133

♋ ANTRIEB ZUR TAT

Viel zu schlecht ausgebildet?.. 137
Konsekutive oder integrative Ausbildung 137
Die All-in-One–Ausbildung... 139

♊ FÄHIGKEIT ZUR TAT

Jünger werden... 143

♉ DIE TAT

Das Tor ist geöffnet 146

Keine Kurse nur für Heileurythmisten 147

Nicht dozieren! Arbeiten! 149

Der Weg des Künstlers 150

♈ DAS EREIGNIS

Den Therapeuten wechseln, nicht die Therapie! 153

Die Medizin der Zukunft 154

♓ DAS EREIGNIS IST ZUM SCHICKSAL GEWORDEN

Individueller Weg und systematische Therapie 158

Jenseits der Schwelle 159

Teufelskreise auflösen – Potentiale leben 161

♒ DER IM GLEICHGEWICHT BEFINDLICHE MENSCH

Fruchtbar Sein 164

Den Anschluss behalten 165

Es gäbe viel zu tun ...

Wikipedia-Artikel 171

Videos 173

Die Epidauro - Therapiesoftware 179

Stunden-Aufschriebe 181

Die Übungsdatenbank 183

Die Bibliothek 186

Therapie-Kaffees 190

Gedanken-Eurythmie 191

Anhang

Die ersten Heileurythmistinnen 195
Eurythmie oder Eurhythmie 200
Atmen in der Heileurythmie 201
Heileurythmie-Videos im Netz und auf DVD 202
Quellen und Anmerkungen 207
Zum Autor 229
Bücher des Autors 231
Videos des Autors 232
Vorhang auf ! 233

Vorwort

„Quo Vadis – Wohin gehst Du?", das ist die Frage, die Theodor Hundhammer sich in Bezug auf die Heileurythmie stellt.

Er stellt sie sich – aber auch all denen, die die Notwendigkeit sehen und den Mut haben, kritisch hinzuschauen, Traditionen zu hinterfragen und Wege in die Zukunft zu suchen.

Das Buch will offene Fragen stellen, umfassende und auch sehr persönliche Denkanstösse [i] vorstellen und Diskussionen anregen.

Nach über 90 Jahren (drei Generationen) praktischer Arbeit mit und an der Heileurythmie als spirituellem Heilmittel, als Teil im System der Anthroposophischen Medizin, als therapeutischer Beruf in über 40 Ländern, darf die Frage gestellt werden:

Warum ist uns der Durchbruch bisher nicht gelungen?

An der Heileurythmie kann es nicht liegen. Ihre Möglichkeiten sind uneingeschränkt!

Bleibt die erstmal schmerzliche Feststellung, dass es an uns selber liegt. Befinden wir uns in einer Art „okkulter Gefangenschaft", berufsgruppendynamischer Lethargie, in einem Teufelskreis, aus dem wir nur durch Erkenntnis und Mut zur Veränderung heraus kommen können?

Eine grundsätzliche Besinnung ist gefragt – und dieser wird in diesem Buch auf vielfältigen Wegen nachgegangen, bis hin zu ersten konkreten Überlegungen, die gemeinsam zu leisten wären.

Beim Lesen der zusammengetragenen Wahrnehmungen und Aussagen erlebte ich tiefe, eigene Betroffenheit. Wie viele der beschriebenen Grundsätze trage auch ich selber mit mir herum. Vorstellungen aus Tradition und Bequemlichkeit haben sich eingenistet – ohne zu fragen, ob sie

---

[i] Hinweise zu Rechtschreibung und Sprachgebrauch: a) Gemäss Schweizer Rechtschreibung wird ss statt ß geschrieben. b) Zur einfacheren Darstellung wird bei Worten, die Mann und Frau betreffen, die männliche Form verwendet.

heute noch in dieser Weise relevant, zeitgemäss und zukunftsträchtig sind.

Was suchen die jungen Menschen heute, wenn sie einen therapeutischen Bewegungs-Beruf erlernen wollen? Was suchen die Patienten,[i] die bereits viel Erfahrung mit östlichen wie westlichen Therapiemethoden mitbringen?

In der Heileurythmie liegt das Potential, junge Menschen für den ganzheitlich-spirituellen Therapieansatz zu begeistern und Patienten dafür zu interessieren, sich selbst durch die Heileurythmie neu kennen zu lernen, um für ihre Gesundheit Verantwortung übernehmen zu wollen.

Es liegt an uns, die Türen zu öffnen und - neben aller Vertiefung - den Anschluss an die Welt und was sie von uns als Heileurythmisten erwartet, herzustellen.

Theodor Hundhammer sei herzlich gedankt für den Mut und die Offenheit, diese unbequem-kritische Sicht auf uns selbst liebevoll, konkret und impulsierend zu eröffnen.

Es ist an der Zeit! Und ich bin gerne dabei – und erhoffe mir viele KollegInnen, die gemeinsam weitere Fragen stellen und nach Umsetzungen suchen werden.

Angelika Jaschke

---

[i] Da die Autorin des Vorworts in Deutschland praktiziert, wird hier das Wort Patient gebraucht. Die folgenden Kapitel orientieren sich an der Schweizer Denkart und verwenden die Bezeichnung Klient.

Einleitung

Zahlreiche Persönlichkeiten haben in den letzten 90 Jahren mit hohem Einsatz für die Heileurythmie gewirkt und einen grossen Schatz an Erfahrungen und Wissen zusammengetragen. Auch heute setzen sich viele Menschen intensiv für diese wunderbare Methode ein, um ihr einen gebührenden Platz in der Gesellschaft zu schaffen.

Trotzdem hat die Heileurythmie den entscheidenden Durchbruch in der Gesellschaft noch nicht geschafft. Warum? Nach meiner Meinung liegt es nicht an der Qualität unserer Arbeit und auch nicht an einer à priori-Ablehnung der Weltgesellschaft. Ich glaube vielmehr, dass die Ursache in uns selber liegt, und zwar in unserem Denken über uns selbst und die Heileurythmie.

Im ersten Teil des Buches versuche ich, das interne und externe Umfeld der Heileurythmie wie von aussen zu betrachten. Ich lenke den Blick auf die Bedeutung des Wahrnehmens und Verstehens, des Vor- und Nachdenkens. Mit einer Beschreibung eurythmischer Bewegungsphänomene rege ich an, auf Bekanntes neu hinzuschauen. An den Beispielen von Sprache und den Angaben Rudolf Steiners zum Atem in der Heileurythmie zeige ich, dass man Bekanntes auch anders denken kann als gewohnt.

Im zweiten Teil beschäftige ich mich mit unserem Selbstverständnis im Beruf und mit unseren Umgangsformen. Vieles kenne ich aus persönlicher Erfahrung, manches habe ich gehört oder gelesen, anderes beobachtet, einiges erschlossen. Beim Durchdenken der daraus entstehenden Fragen ergab sich manchmal fast von alleine eine Umstülpung in eine Art Vision. Das war für mich selber oft überraschend und erfreulich.

Im dritten Teil stelle ich eigene Projekte vor. Wenn hier Menschen dazukämen, die ähnliche Interessen haben oder so etwas unterstützen möchten, könnten aus meiner Sicht wichtige Projekte weiter entwickelt werden.

Die Thesen und Denkansätze in diesem Buch geben ausschliesslich meine eigenen Ansichten wieder. Alle Gesichtspunkte zum Selbstverständnis der Heileurythmie, bei denen allgemeiner Konsens herrscht, werden in diesen Betrachtungen nicht erwähnt.

Ich hoffe, Sie erleben das Buch als eine spannende Lektüre und es gelingt mir, Sie an der einen oder anderen Stelle mit einer neuen Sichtweise und Denkmöglichkeit zu überraschen. Anregungen und Verbesserungen nehme ich gerne entgegen.

Theodor Hundhammer
www.bewegteworte.ch

Die Philosophie
der Heileurythmie

Heileurythmie – Ein Therapiesystem der Mitte

Mit jedem System, das in sich stimmig ist, kann man arbeiten und sogar vergleichbare Wirkungen erreichen. Jedes stimmige Therapie-System hat seine Geistigkeit, seinen «Spirit», seine Logik. In jedem System verbinde ich mich und meinen Klienten mit einem anderen Kraftfeld, mit einer anderen Energie. Und wir nehmen beide etwas von dieser Energie in unser eigenes Wesen auf.

Die Methoden, die mit Meridiansystemen, mit den fünf Elementen oder mit den Chakren arbeiten, sind hochkomplexe philosophische Systeme aus den Traditionen des Ostens. Aus Amerika stammen die eher pragmatischen Verfahren wie zum Beispiel die Chiropraktik, Osteopathie, Kinesiologie, Reflexzonentherapie, die mit wesentlich einfacheren Bildern und eher gefühlten Erklärungsmustern arbeiten.[1,2,3,4] Bei der Reflexzonentherapie geht man zum Beispiel davon aus, dass Organe über vergleichbar gelegene Orte an entfernten Körperteilen angesprochen werden können.

Kurz vor der Trennung der Geistes- und Naturwissenschaften in Europa entwickelte Paracelsus (1493 1541) ein vielschichtiges medizinisches Lehrgebäude auf der Grundlage der mittelalterlichen astrologischen Anschauungen. Seine Lehre basiert wesentlich auf der Identität der im geistigen Kosmos, in der Natur und im Menschen wirkenden Kräfte. Dem Lehrsatz «wie oben, so unten» fügte er den selbstbestimmten Menschen als Mitgestalter dieses Verhältnisses hinzu.

Bei der Entwicklung der Anthroposophischen Medizin griff Rudolf Steiner die Anschauungsweise des Paracelsus, wie der individuelle, im Kosmischen beheimatete Mensch in seinem Körper lebt, wieder auf und erweiterte sie mit eigenen Erkenntnissen. In Weiterführung dessen, was Goethe mit der Entwicklung einer Wissenschaft lebendiger Systeme begonnen hatte, arbeitete Rudolf Steiner die Anthroposophische Medizin als ein eigenständiges Gedankengebäude dahingehend aus, dass Naturwissenschaft, Geisteswissenschaft und Medizin nicht nebeneinander stehen bleiben müssen, sondern sich gegenseitig herausfordern und weiterentwickeln können.

Damit ist die Anthroposophische Medizin eine konsequente Weiterführung der europäischen Medizintradition mit einem eigenständigen Wertesystem zwischen Ost und West.⁵

Die Heileurythmie greift das Ineinanderspiel von kosmischem und irdischem Menschen unmittelbar auf. Sie arbeitet mit diesen Kräften im Wechselspiel von Bewegung und Bewusstsein ohne auf die Vermittlung von Natursubstanzen zurückzugreifen. Das Individuum, der seelisch aktive Mensch wird zum Gestalter seiner Gesundheit. Zu

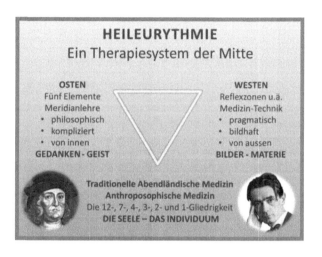

den geschenkten Selbstheilungskräften treten die Heilungskräfte des Selbst hinzu, ein neues Element in der Geschichte der rationalen Medizin. Und ein wesentlicher Schritt des Menschen hin zu seinem wahren Wesen.

Will man die Anerkennung der Öffentlichkeit gewinnen, ist es wichtig, diese drei Dinge hervorzuheben. Sie grenzen die Heileurythmie erkennbar gegen andere Systeme ab.

1. Die Heileurythmie ist ein Therapiesystem der mitteleuropäischen Medizintradition.

2. Anders als die Systeme des Ostens und Westens arbeitet die Heileurythmie mit der Zwölf-, Sieben, Vier-, Drei, Zwei und Eingliedrigkeit des Menschen in ihren verschiedenen Durchdringungen. Diese Gliederung spiegelt sich unter anderem im zwölfgliedrigen Tierkreis, in den sieben Planeten, in den vier Elementen, in der Trinität von Sal, Merkur und Sulfur, in der Zweiheit von oberer und unterer Mensch.

3. Die Heileurythmie aktiviert die Heilungskräfte des Selbst, nicht die Selbstheilungskräfte, wie andere Therapierichtungen. Der seelisch aktive Mensch wird zum Gestalter seiner Gesundheit.

DAS GENIALE WORT

Eurythmie

Um das Jahr 22 v. Chr. definiert der römische Architekt und Ingenieur Vitruv sechs Grundbegriffe des Faches Architektur: *ordinatio*, *dispositio*, *eurythmia*, *symmetria*, *decor* und *distributio*. Dabei steht *Eurythmia* für das anmutige Aussehen und das massgerechte Erscheinungsbild der Bauglieder.[6]

Bis ins 18. Jahrhundert ist Eurythmie ein fester Begriff auf dem Gebiet der Architektur. Neben Festigkeit und Regelmässigkeit (nach den Regeln der Symmetrie) musste ein Gebäude auch Eurythmie aufweisen. Damit bezeichnete man das sinnerfüllte Verhältnis der Teile untereinander und zum Ganzen.[7]

Von den Künstlern der damaligen Zeit wurde das Wort mit grosser Selbstverständlichkeit verwendet. Goethe schrieb 1789, die Gesetze der Eurythmie ordnen die Gegenstände so, dass man aus ihrer Stellung schon ihr Verhältnis abspinnen könne.[8] In dieser Zeit wurde der Begriff Eurythmie zunehmend für Werke der bildenden und der literarischen Kunst verwendet, aber auch für den menschlichen Körper.[9] Er bedeutete eine nicht leicht fassbare, inneren Gesetzen folgende Bezogenheit der Elemente eines Werkes aufeinander. Eurythmie allein genügte noch nicht zum Entstehen von Schönheit.[i,10] Dafür musste das Geformte zusätzlich mit dem Geist der Sache übereinstimmen.[11]

Zu Beginn des 20. Jahrhundert wird der Begriff Eurythmie auf das Gebiet der Tanzkunst erweitert[12] und von Menschen mit neuen Impulsen aufgegriffen. 1906 entwickelte der Musiker Jacques Dalcroze die «Eurhythmik».[13] 1912 wurde die von Rudolf Steiner neu entwickelte Bewegungskunst auf Anregung Marie Steiners «Eurythmie» getauft. 1918 gründete die Tänzerin Suzanne Perrottet unter dem Motto Bewegung - Zeichnen -

---

[i] Die Schönheit der Natur wurde auf andere Prinzipien zurückgeführt. Schöne Landschaften vermeiden die Eurythmie.

Sprache eine «Schule für Eurhythmie» in Zürich, die sie später wieder umbenannte, um sich von der Eurythmie Rudolf Steiners abzugrenzen.[14]

1917 schreibt Hugo Ball über die avantgardistische Schule von Laban in Ascona: „Mit der Erziehung zur Persönlichkeit umfasst sie das ganze Gebiet der Eurythmie. … Der Eleve soll … sich nicht nur als Individuum, sondern als Teil im Kosmos und im Gesamtkunstwerk empfinden."[15]

Der Zeitgeist hat den Begriff Eurythmie offensichtlich zum Inbegriff einer Tanzkunst gesteigert, die eine Transzendierung der Körperbeherrschung hin zu einer universellen Menschenbildung und Einbettung in den kosmischen Gesamtzusammenhang propagierte.

Eurythmie oder Eurhythmie[16]

Das Wort Eurythmie ist griechischen Ursprungs. Am Anfang eines griechischen Wortes wird der Buchstabe R *(Rho)* aspiriert gesprochen, d.h. mit einer Behauchung begleitet. In der deutschen Schreibweise drückt man das mit einem hinzugefügten h aus *(Rhythmus)*. Im Wort wird der Buchstabe R *(Rho)* ohne Aspiration gesprochen, darum wird dort auch kein h geschrieben *(Argonauten)*.

In zusammengesetzten Worten behält das *Rho* seinen Anlautcharakter und damit das aspirierte h. *Herz-Rhythmusstörung* bleibt *Herzrhythmusstörung*. Endet die vorgesetzte Silbe vokalisch, zieht der Vokal das R an sich heran und es besteht die Gefahr, dass das R seinen Anlautcharakter verliert. Darum wird nach vokalisch endenden Vorsilben das *Rho* zusätzlich zur Aspiration verdoppelt und *rrh* geschrieben: Aus *a* und *rhythmia* wird *Arrhythmie*, aus *kako* und *rhythmia* wird *Kakorrhythmie*.

Das *Eu* aber ist etwas Besonderes. Wird dieses einem Wort vorangestellt, gibt letzteres sein Eigensein auf. Statt einem zusammengesetzten Wort entsteht ein neues Wort. In diesem wird das *Rho* zum Binnenlaut ohne aspiriertes h. Die Betonung des *Rho* am Wortanfang durch die Aspiration, seine Selbstbehauptung durch Verdoppelung, wenn ihm Vorsilben vorgesetzt werden – dem *Eu* gibt es sich hin. Das *Eu* ermöglicht dem *Rho* von *Rhythmus*, sich und sein Wort selbstlos einer höheren Harmonie einzufügen. *Eu-Rhythmie* wird *Eurythmie*.[i]

Heileurythmie

Das Besondere in dem Namen Heileurythmie ist seine Vielschichtigkeit.

Das Wort «Rhythmus» deutet an, dass es um die lebendige Verbindung von Gegensätzen geht. Rhythmus entsteht nie von alleine. Das Ich muss wach dabei sein, sonst verselbständigen sich die Elemente. Rhythmus bildet den Leib des Ich.

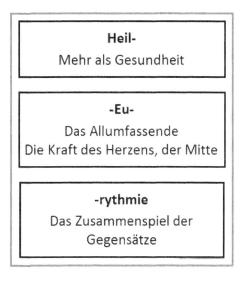

«Eu» beschreibt die Qualität des Rhythmus, seine Harmonie und All-Verbundenheit. Es ist dieselbe Vorsilbe wie das Ai von Ai-ki-do.[ii] „Suche nach Ruhe, aber durch das Gleichgewicht, nicht durch den Stillstand deiner Tätigkeit", sagt Friedrich Schiller.[17]

Das Wort «Heil» bedeutet ganz, gesund, unversehrt. Es weist darauf hin, dass jeder Mensch das Urbild seiner Leiblichkeit in sich hat und zur Wirksamkeit bringen kann. Transitiv bedeutet es «heil machen» und intransitiv «heil werden». Diese Doppelbedeutung finden wir auch in der Heileurythmie. Auf der einen Seite versuchen wir, den Körper so heil zu machen, dass die Persönlichkeit ungehindert durch ihn wirken kann. Im Gegenzug ist es ein Hinführen der ganzen Persönlichkeit zu ihrer ursprünglichen Ganzheit, ihrer innersten Heiligkeit, zum Heil-Werden.

---

[i] Bei vielen Autoren der letzten Jahrhunderte (z.B. Herder, Schiller, Jean Paul, Wieland, Brockhaus) ist auch die Schreibweise *Eurhythmie* zu finden. Nach der griechischen Orthographie ist die Schreibweise ohne *h* die richtigere. Die Quelle für diese Ausführungen finden Sie im Original auf Seite 195.

[ii] Im Wort «Aikido» bedeutet Ai Harmonie, Ki Lebensenergie und Do Weg.

NEUZEIT

Eine «Neue Welt» im Gesundheitswesen

„Immer mehr Menschen in Deutschland wollen gesünder Leben. Gesundheitstourismus, Wellness, gesundheitsbezogene Sport- und Freizeitangebote, aber auch Schönheitsoperationen, Massagen und Appetitzügler werden immer mehr zu zentralen Lebensinhalten. Sie beeinflussen Kaufentscheidungen. Ging es früher beim Gesundheitswesen vorrangig darum, Leben zu retten, spielen heute viele andere Aspekte eine wichtige Rolle. Durch den demographischen Wandel und den technischen Fortschritt steigt das Interesse an Gesundheit. Schon jetzt trägt die Erhaltung der Gesundheit einen grossen Teil zum Lebensstil bei. Die Zukunft gehört deshalb dem «Zweiten Gesundheitsmarkt»." [i,19]

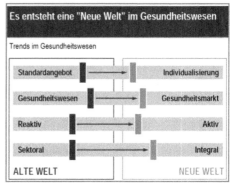

Der Gesundheitsmarkt im Wandel [18]

Im Jahr 2012 beliefen sich die Gesundheitsausgaben in Deutschland auf rund 240 Mrd. Euro im ersten Gesundheitsmarkt und auf 59 Mrd. im zweiten Gesundheitsmarkt. Die Geschäftserwartungen der Unternehmen liegen seit Jahren oberhalb der Erwartungen der Gesamtwirtschaft. Jeder achte deutsche Erwerbstätige ist in dieser Branche tätig. Seit dem Jahr 2000 hat die Zahl der Beschäftigten um 25% zugenommen.[20] Warum wächst der Gesundheitsmarkt so rasant?

Das Niveau des Bewusstseins in der Bevölkerung steigt. Überall klopft an, dass es mehr gibt, als an der sichtbaren Oberfläche liegt. Eine einfache Frau berät ihre Freundin bei einem Lebensproblem am Handy: „Hast du schon mal überlegt, was diese Schwierigkeit vielleicht an Positivem

---

[i] Der erste Gesundheitsmarkt wird durch Grund- und Zusatzversicherungen finanziert. Der zweite Gesundheitsmarkt umfasst die privat finanzierten Gesundheitsleistungen.

bringen kann?" Die Menschen lernen, dass Probleme Schritte vorwärts einleiten können, dass sie selber Verantwortung für ihr Leben übernehmen können, dass Stärken auch Schwächen sein können und umgekehrt.[i]

Der grosse Schatz der Persönlichkeit sind ihre Potentiale. Zugleich sind es schwere Aufgaben. Denn wenn man seine Potentiale nicht lebt oder halbwegs erfolgreich nach ihrer Verwirklichung strebt, wird man krank. Gerade unsere schweren körperlichen Krankheiten sind oft ein Anklopfen von nicht gelebten Potentialen. Sie fordern uns auf, uns auf die Suche nach unseren Kräften und Möglichkeiten, nach unserem spirituellen, geistlebendigen Wesen zu machen.

Aufgrund unserer kollektiven Geschichte über Jahrtausende, aufgrund von Prägungen aus früheren Leben, aufgrund unserer Erziehung und aufgrund unserer individuellen Beziehungen sind wir in vielfacher Art gefesselt. Sich aus diesen Fesseln befreien heisst, den Weg vom Gewordenen zum Werdenden zu finden. Das ist eine wichtige Voraussetzung dafür, dass Potentiale im Leben wirksam werden können.

Die einen machen es durch aktive Selbstschulung, die anderen bekommen ihr Übfeld in Form existentieller Lebensfragen. Dabei gibt es keine Zweiklassen-Gesellschaft. Wer auf dem einen Gebiet aktiv Selbstschulung betreibt, schläft garantiert auf einem anderen. Dort bringt ihm das Leben die Aufgaben, die er freiwillig nicht gewählt hätte.

Dabei geht es grundsätzlich um zwei miteinander verknüpfte Dinge: Um ein Über-sich-Hinauswachsen und um das Auflösen von Teufelskreisen,

---

[i] Wenn man ein Problem zu lösen hat, aktiviert man normalerweise Ressourcen, wo man Fähigkeiten hat, wo man sich stark oder sicher fühlt. Man will es so gut wie möglich machen. Wenn man auf einem Gebiet gefordert wird, wo man nicht so stark ist, klammert man sich an seine starken Seiten. Wer z.B. gut rational denken kann, wird Mühe haben, krumm für grade gelten zu lassen, auch wenn es in einer bestimmten Situation angemessen wäre. In diesem Fall wird die Stärke zur Schwäche. Umgekehrt sind die Krankheiten unserer Klienten nur scheinbare Schwächen. In Wirklichkeit sind sie eine Kraft, um neue Fähigkeiten zu entwickeln, die die Klienten ohne krank zu werden, nicht errungen hätten.

um Loslassen und Auferstehen. Diese Fähigkeiten werden im Verband mit der Entwicklung der Bewusstseinsseele geübt und entwickelt.[i]

Das Spielfeld, wo das praktiziert wird, ist die Gesundheit. Unsere Zeit will, dass die Menschen sich mit dem Thema «Wie werde ich gesund?» auf den Weg machen. Denn die bewusste Suche nach Gesundheit ist die Suche nach einem bewussten Durchdringen der Zusammenhänge von Leib, Geist und Seele.

Gesundheitsthemen sind, auf welcher Ebene auch immer, das Suchfeld danach, sich und die Welt auf einer höheren Stufe wahrzunehmen zu lernen. Darum nimmt der zweite Gesundheitsmarkt, der über die reine Grundversorgung hinausgeht, heute eine immer grössere Rolle ein. Ein Belächeln, dass so viele Menschen heute zu Psychiatern, Coaches, Masseuren, Hypnotiseuren, Paarberatern, energetisch arbeitenden Therapeuten usw. laufen, ist vor diesem Hintergrund genauso unangebracht wie das geflügelte Wort von der Therapeutenschwemme.

Wir Therapeuten sind dazu da, um Menschen beizustehen, die Fragen beantworten müssen, die ihnen das Leben bringt. Die Fragen brechen auf, weil es an der Zeit ist, und wir Therapeuten stehen parat, weil wir Zeitgenossen sind!

Auf den Bahnen des Willens ...

Die Bewusstseinsseele beruht auf einer inneren Willenstätigkeit, an deren Entwicklung heute die ganze Menschheit arbeitet. Der Mensch entwickelt auf diesem Weg ein wahrnehmendes Bewusstsein dafür, dass alles in der Natur einen geistigen Hintergrund hat, und dass auch er selbst ein geistiges Wesen ist.

Als am Beginn der Neuzeit der Glaube an das, was man empfinden kann, durch eine Wissenschaft rationalen Denkens ersetzt wurde, war das ein radikaler Bruch. Das eine schliesst das andere aus! Genauso ein Bruch besteht zwischen dem suchenden Denken der Bewusstseinsseele

---

[i] Die Eigenschaften der Bewusstseinsseele werden in den folgenden Abschnitten beschrieben.

und dem Begreifen wollenden Denken der Verstandesseele. Sie verhalten sich wie Feuer und Wasser. Die Kommunikation zwischen diesen beiden ist ähnlich schwer wie im ersten Fall.[i]

Zum besseren Verständnis der Bewusstseinsseele werden im folgenden Abschnitt verschiedene Aussagen Rudolf Steiners zu diesem Thema in zusammengefasster Form wiedergegeben.[21]

> So wie die Empfindungsseele der Sinneswelt zugewandt ist, so ist die Bewusstseinsseele der nichtsinnlichen, geistigen Welt zugewandt. Während sich uns die Sinneswelt durch unsere Wahrnehmungen und Empfindungen von selbst aufdrängt und zur gedanklichen Verarbeitung und seelischen Stellungnahme auffordert, ist das Nichtsinnliche, das Geistige, für den Menschen zunächst nicht da. Die Bewusstseinsseele muss als das Seelenglied für deren Wahrnehmung erst entfaltet werden.
>
> Wenn der Mensch in einer ersten Stufe der Bewusstseinsseele sein eigenes Ich ergreift, führt ihn das zu einem intuitiven Wahrnehmen des Geistes. Damit lebt er sich in das Geistselbst, in das, was geistiglebendig der Welt zugrunde liegt, hinein. Er ertastet in Intuitionen, was noch nicht geworden, was noch Zukunft, noch Potential ist.
>
> Will er den Geist in der sinnlichen Welt wahrnehmen lernen, so muss er das so tun, wie er zuvor sein Ich ergriffen hat, und es auf die äussere Welt anwenden. Da es keine äussere Notwendigkeit dafür gibt, muss der Antrieb dazu von innen kommen. Man muss es wollen.
>
> Da die übersinnliche Welt zunächst etwas Unbekanntes ist, ist sie für das Denken inhaltsleer. Da Denken an Inhalte gebunden, ist es zunächst hilflos. Auf dem Weg in das Nicht-Sinnliche übernehmen deshalb Gefühl und Wille die Führung. Das Denken ist das Geführte und muss loslassen.

---

[i] Die Rollen verschieben sich: Der Verstandesmensch erlebt sich als den Wissenschaftler und den Empfindungsmensch als einen Gläubigen. Der bewusstseinsuchende Mensch sieht sich als den wahren Wissenschaftler und erlebt den Verstandesmensch als einen Gläubigen in der Vorstellungswelt.

Um zu einem Wissen über das Geistige in den äusseren Dingen zu kommen, muss der Mensch auf der Ebene des Gefühls «Liebe zum Unbekannten» und auf der Ebene des Willens «Ergebenheit ins Unbekannte» entwickeln. Diese beiden Kräfte sind es, die ihn ins Übersinnliche führen, noch bevor er dieses denken kann. Ohne diese Haltung geht die Seele an den Dingen vorüber.

Um die übersinnliche Welt in ihrer Wahrheit, Klarheit und Untrüglichkeit zu erkennen und sich nicht in der Haltung der Ergebenheit zu verlieren, muss das Denken selbst schöpferisch werden. Dazu braucht es den Willen zu einem aktiven Denken über dasjenige, dem man sich hingegeben hat.[i]

Vordenken und Nachdenken

Bei der Heileurythmie spielen Denken und Bewusstsein eine wichtige Rolle. Auf der einen Seite hat sie ein hochkomplexes medizinisch-menschenkundliches System zur Grundlage. Auf der anderen werden die therapeutischen Bewegungen auf vielfältige Weise von Bewusstsein durchdrungen. Darum ist es wichtig, die oben beschriebenen Sachverhalte noch weiter zu verfolgen.

Angelehnt an Goethes «Pandora» stellt Rudolf Steiner die Figuren Epimetheus (der danach Denkende) und Prometheus (der Vorausdenkende) gegenüber, um auf zwei grundsätzlich verschiedene Denkhaltungen hinzuweisen. Es folgt eine freie Zusammenstellung wichtiger Aussagen, aus diesem Vortrag.[22]

Es gibt die Wahrheit des Nachdenkens und die Wahrheit des Vordenkens. Zur Wahrheit des Nachdenkens kommt der Mensch, indem er hinschaut auf das, was uns in der Aussenwelt vorliegt. Er kann voraussetzen, dass er durch sein Denken dasjenige wiederfindet, was an der Schöpfung der Welt beteiligt ist. Da diese Wahrheit aber nur ein nachgedachtes, untätig und ohnmächtig gewordenes Spiegelbild

---

[i] Wenn die erfühlten Inhalte sich als „nicht-fassbar" zeigen, entstehen Furcht und Schreck. Man zieht sich zurück, lehnt es ab. In Alltagserlebnissen ist es das Blut, das sich nach innen zurückzieht. Man wird blass.

ist, wirkt dieses Wahrheitsbild in Bezug auf die Entwickelung unseres Ich verödend und ausleerend. Rudolf Steiner beschreibt am Beispiel des Naturerlebens vier Schritte auf diesem Weg:

1. In der Natur haben wir eine Summe von Pflanzen vor uns, die aus der lebendigen Weisheit der Welt gebildet sind. In ihnen ist produktive Kraft.
2. Der Künstler stellt sich dem, was ihm das Bild der Natur gibt, mit der Seele entgegen. Er denkt nicht bloss nach, sondern er lässt ihre schöpferische, produktive Kraft in sich wirken. Er bringt ein Kunstwerk hervor, in dem nicht bloss ein Nachgedanke, sondern produktive Kraft vorhanden ist.
3. Der Nächste versucht, hinter den Gedanken des Bildes zu kommen. Er denkt über das Bild nach. Da ist die Wirklichkeit weiter filtriert, aber sie ist zu gleicher Zeit verödet. Dann ist der Abschluss da, und die Seele ist fertig damit.
4. Man könnte den Prozess noch weiterzuführen, indem man sich über diese Gedanken noch Gedanken macht. Damit käme man in das Lächerliche hinein.

Der nachdenkende Mensch nimmt mit seinem Denken nicht am Erwirken der Zukunft teil und kann zu den Schöpfungen der lebendig schaffenden Weisheit nichts aus seinen eigenen Kräften hinzufügen. Ihm bleibt nur die Hoffnung, dass die Dinge geschehen werden.

Der Mensch, der allseitig Nachdenker ist, wird versuchen, sich einen Überblick über das Ganze zu machen und nicht das einzelne auf Kosten des anderen loben. Er sorgt für das, was schon da ist und schützt es vor der Zerstörung. Da aber alles, was sich nicht mehr weiter entwickelt, zwangsläufig der Zerstörung entgegengeht, tritt paradoxerweise gerade durch das bewahrende nachdenkliche Element Zerstörendes in die Welt ein.

Die zweite Art von Wahrheit gewinnen wir durch Vorausdenken dessen, was nicht im äusseren Erlebnis und äusseren Beobachten erscheint. Wahrheiten, die nicht an äusseren Erlebnissen gewonnen werden, sind schöpferisch. Sie machen den Menschen zum Mitwirkenden an dem, was in die Zukunft hinein entsteht. Typische Vordenker sind zum Beispiel die Techniker und Erfinder, also diejenigen, die das Motto «Geht nicht, gibt's nicht!» leben.

Vorgedachte Wahrheiten beweist man durch ihre Anwendung im Leben. *Was fruchtbar ist, allein ist wahr.*[23] Viele Erscheinungen des Lebens treten erst dann in die Wahrnehmung und werden erst dann erklärlich, wenn man die dazu gehörige Wahrheit vorher in sich gebildet hat. Auf diese Weise entsteht echtes Interesse und Verbundenheit mit der Welt.

Anders als der peripher orientierte Nachdenker ist der prometheische Mensch relativ grob, nimmt Zerstörung in Kauf und läuft Gefahr, sich zu verlieren. Er muss sich beim Vordenken von Wahrheiten auf einzelne Gebiete beschränken und seine Schöpfungen sind nicht so vollkommen wie die seines Vorbilds, der Natur. Aber alles Geschaffene entspringt seinen eigenen Kräften und Werkzeugen.

Zwischen der Zerstörungswirkung der unproduktiven epimetheischen Haltung und der Zerstörungskraft der produktiven prometheischen Haltung bringt nur das konstruktive Zusammenwirken der beiden Pole in der menschlichen Seele eine heilsame, zukunftswirksame Lösung. Das, was epimetheisch nachdenkend aus dem Gegebenen gewonnen wird, soll seine produktive Anspannung bekommen durch das prometheisch vordenkende Element. Das prometheisch vordenkende Element soll seine richtige Kraft bekommen durch eine epimetheisch wahrheitsgetreue Aufnahme dessen, was die Götter gewähren. In den Worten von Goethe: „Was zu wünschen ist, ihr unten fühlt es; was zu geben sei, die wissen's droben."[24]

Eine der Schlussfolgerungen, die Rudolf Steiner in seiner Betrachtung zieht, ist, dass sich die prometheisch schaffende Kraft mit der schaffenden Kraft in der Natur wirkungsvoll verbinden muss, um heilsam zu sein. Das haben wir auch in der Heileurythmie, wo sich der Heilerwille mit den ätherischen Kräften im Bau des Menschen verbündet.

Prometheisch denken

Warum bringe ich eine so lange Zusammenfassung von Steineraussagen? Etwas, was ich bei anderen Autoren gar nicht schätze, für kontraproduktiv halte und auch hier mühsam finde! Ist es doch grundsätzlich so, dass man Steinerzitate – bewusst oder unbewusst – gerne dazu benutzt, um persönliche Überzeugungen möglichst machtvoll zu instrumentalisieren, und sie unter dem Mantel der Objektivität und Überpersönlichkeit besser durchsetzen zu können. Es geht ums Überzeugen statt ums Erzeugen! [i]

Darf ich meinen im obigen Zitatemantel versteckten (prometheischen?) Willen offen aussprechen? Oder haben Sie ihn schon erraten?

Nach meinem Heileurythmiestudium machte ich von Februar bis April 2004 ein Praktikum in einer bekannten Klinik. In einer wöchentlichen Grundlagenarbeit besprachen wir unter Kollegen heileurythmische Themen, Indikationen, Laute und Übungen. Das Besondere war, dass im selben Zeitraum eine zweite Praktikantin in der Klinik arbeitete, die in vielerlei Hinsicht polar zu mir war. Eine Italienerin, eher klein, extrovertiert, impulsiv, über die Landwirtschaft mit der Erde verbunden. Ihr Motiv, Eurythmie zu studieren, war unter anderem, dass sie durch die Eurythmie Denken lernen wollte. Ich, ein Bayer, mittelgross, eher introvertiert, war Ingenieur, Segelflieger und Segelflugzeugbauer. Die Eurythmie habe ich studiert, um mit ihrer Hilfe tiefer in die Wirklichkeit zu kommen.

Zwei so unterschiedliche Konstitutionen sind ein interessantes Studienmaterial. Darum schlug ich vor, ob wir nicht die besprochenen Übungen von uns beiden machen lassen könnten, um zu schauen, ob derselbe Laut verschieden wirkt, ob man ihn bei polaren Konstitutionen verschieden machen muss usw. Mich interessierte, ob man etwas sieht und was man sieht. In diesem Fall war es das T. Wir fingen an. Nach kurzer Zeit wurde der Heileurythmie-Kurs aufgeschlagen und darin nachgelesen, was Rudolf Steiner alles über diesen Laut gesagt hat. Die verschiedenen Interpretationen und individuelle Ergänzungen haben wir dann ausgeführt. Jeder so, wie er es verstand. Ob man Unterschiede sehen kann, davon war keine Rede mehr. Ich bringe einen Wunsch nicht gerne zweimal vor, ich ziehe mich lieber zurück. Aber eingeprägt hat es sich tief. Ich staune bis heute.

---

[i] Diese Wirkung hat das Argumentieren mit Steinerzitaten nur bei Anthroposophen und von vornherein Gutgesinnten. Bei anderen erzeugt es Kopfschütteln.

Immer mehr Erlebnisse ähnlicher Art haben mich dazu geführt, mich ernsthaft zu fragen, ob die Heileurythmie in ein Gefängnis des Nachdenkens gerutscht ist. Wie studiert ein epimetheisch veranlagter Mensch den Heileurythmiekurs, wie ein prometheisch veranlagter?

Gedanken, die einmal geäussert sind, sind genauso Naturgegenstände wie alles andere, was uns umgibt. Sie stehen im Buch wie Blumen auf der Wiese! Die Blumen werden angeschaut und bewundert, die Gedanken gelesen und denkend verarbeitet. Was Rudolf Steiner vorgedacht hat, ist ein Gewordenes für uns, das wie die Natur zum Nachdenken anregt. Rudolf Steiner weist dabei explizit auf die Gefahr hin, dass bei geisteswissenschaftlichen Inhalten alles blosse Nachdenken von Übel sei und zu Täuschung führe.[25]

Spasseshalber habe ich die auf Seite 27 wiedergegebene Abfolge Rudolf Steiners für das Nachdenken über die Natur so wortlautähnlich wie möglich auf eine epimetheische, d.h. nachdenkende Ergründung des Heileurythmiekurses übertragen:

1. Im Menschen und im Kosmos haben wir eine Summe von Bildekräften, durch die die Weisheit der ganzen Welt wirkt.
2. Nun kommt Rudolf Steiner. Er lässt jene schöpferische Kraft in sich wirken und bringt eine Vortragsreihe mit Demonstrationen hervor, in der die Heileurythmie entwickelt wird. Ein System in dem produktive Kraft vorhanden ist.
3. Der Student des Heileurythmiekurses versucht, hinter die Gedanken dieses Systems zu kommen. Gelingt es ihm, den Gedanken zu fassen, ist der Erkenntnisprozess gelungen. Das Erkenntnisfiltrat wird Lehrmaterial, Schulungsmittel und Richtschnur für die praktische Arbeit.
4. Die Systematik des Kurses wird als genial erkannt, sein Aufbau wird bis in die Stellung einzelner Worte studiert und mit Erkenntniswert bedacht.

Es ist ein Versuch, bitte vergleichen Sie selbst mit Seite 27 oder dem Original.[26] Vielleicht würden Sie es anders machen. Wie die Bewertung von Abschnitt 4 „Damit käme man in das Lächerliche hinein" interpretiert werden kann, überlasse ich dem Leser. Die Frage ist deutlich: Wo begegnet man einem einseitigen epimetheischen Nachdenken? Wie lernt man unterscheiden, wann man nachdenkend, wann vordenkend unterwegs ist? Wie sieht Vordenken in der Heileurythmie aus?

Wenn man sich etwas vornimmt, das man mit dem Willen ausführen will, muss man sich nach seinen Erfahrungen richten. Darum beruht auch das Vordenken in gewisser Beziehung auf einem Nachdenken.[27] Aber der Vordenker versucht nicht, das Gegebene zu verstehen, damit er es besser anwenden kann. Der Wille zum Neuen steht im Vordergrund. Die Wirklichkeit soll besser erklärt werden, neue Phänomene sollen erschlossen und in der Welt fruchtbar werden. Er fühlt, was man wollen kann, was wahr werden könnte.

Das Ergebnis, das ein Vordenker in seinem Denkraum findet, ist ein Produkt seines Willens. Es stammt aus einem anderen Raum als das, was an Begrifflichkeiten im Raum des Gewordenen existiert. So entstehen immer wieder paradoxe Situationen. Die Vertreter des Gewordenen haben das Bedürfnis, dass die Querdenker und Querhandler, die ihren eigenen Impulsen folgen und etwas Neues riskieren, erklären, was sie da machen, und wie ihr Tun und Lassen sich zum Beispiel zum heileurythmischen Impuls von Rudolf Steiner verhält. Logisch angeschaut ist das ein Ding der Unmöglichkeit. Hätte der Fragesteller eine verwandte Willensrichtung, hätte er nicht gefragt, sondern mitgemacht. Hat er aber (noch) keine Willensregung in dieser Richtung, bleibt eine Darstellung, die eine Willensrichtung beschreibt, zwangsläufig unverständlich. Egal wie subtil und gedanklich sie ausgearbeitet ist. Der vorwiegende Nachdenker kann das, was ein Vordenker sucht oder hervorbringt, zunächst nicht verstehen. Goethe schreibt das so:

> *Ich habe bemerkt, dass ich den Gedanken für wahr halte, der für mich fruchtbar ist, sich an mein übriges Denken anschliesst und zugleich mich fördert.*
>
> *Es ist nicht allein möglich, sondern natürlich, dass sich ein solcher Gedanke dem Sinne des andern nicht anschliesse, ihn nicht fördere, wohl gar hindere, und so wird er ihn für falsch halten.*[28]

Die Fruchtbarkeit ist, wie oben ausgeführt, der einzig mögliche Beweis für die Wahrheit vorgedachter Inhalte. Dazu muss sich der Erfolg erst einstellen, und das braucht Zeit.

Im Verständnisse des fremden Wollens

„Leben in der Liebe zum Handeln und Lebenlassen im Verständnisse des fremden Wollens"[29] dieser Satz aus Rudolf Steiners Philosophie der Freiheit wird von Anthroposophen als sogenannte Grundmaxime des freien Menschen gerne zitiert. Aber nichts ist schwerer als das! Warum?

Verstanden zu werden, ist eines der tiefsten Grundbedürfnisse des Menschen. Einen Menschen in Not, einen Freund, der trauert, einen Menschen der sich verweigert, versucht man zu verstehen. Man spricht mit ihm, tauscht sich aus, informiert sich. Allein die Tatsache, dass er sich verstanden fühlt, kann ihm eine grosse Hilfe sein. Es geht ihm besser, er kann die nächsten Schritte machen.

Wenn wir etwas nicht verstehen, beunruhigt es uns. Es ist ein Loch in unserem Weltbild. Wenn es wahr wäre, bekäme das Bild Risse. Können wir uns an der Steilwand unseres Gedankengebäudes vom Leben dann noch halten? Es fehlt plötzlich ein wichtiger Griff, um vorwärtszukommen oder zumindest so bleiben zu können, wie man ist. All die Schubladen, die wir bilden, um andere da hineinzustecken, alle einfachen Erklärungsmuster dienen dazu, Löcher und Risse zu kitten, Griffe zu setzen. Wie lange sie halten, ist zunächst egal, Hauptsache, wir stürzen nicht ab.

Jemand anderen verstehen heisst, dass ich ihn geistig zur Seite schiebe und mich selber an seinen Platz stelle (ver-stehe). Kann ich seine Umgebung aus seiner Perspektive, ja aus seinen Anlagen heraus anschauen? Kann ich aus dieser Perspektive, aus diesen Anlagen heraus, das Wollen ideell nachvollziehen, das ich aufgrund meiner eigenen Anlagen nicht wollen kann und mir deshalb fremd ist? Kann ich das Wollen, was ich nicht wollen kann? Nur dann darf ich sagen, ich verstehe das fremde Wollen.

Verstehen verlangt also, dass ich mich von meinem Platz auf einen anderen versetze. Wer sich nicht bewegt, versteht nicht! Es ist eine Willensaktivität! Und mit den neuen Perspektiven und Wahrnehmungen verändere ich mich im Prozess des Verstehens selbst. Ich werde ein anderer. Hier muss ich ehrlich entscheiden: Will ich mich auf dieses Risiko einlassen?

Wir fokussieren viel zu oft auf das Lebenlassen in Form von Toleranz. Das geht solange, bis uns die Geduld reisst oder wir Angst bekommen.

Aber wenn man die Leistung des Verstehens erbracht hat, dann ist das Lebenlassen leicht! Dann habe Ich mich bewegt und es nicht vom anderen verlangt. Und es tun sich Brücken auf, wo vorher nur Abgründe erlebt wurden.

Wer versteht, braucht keine Toleranz. Er hat den Übergang zur Tat-Sache der Freiheit geschafft. Verzichten wir also auf Toleranz und setzen wir auf unsere Fähigkeit, zu verstehen! Machen wir uns bewusst, wie der Wille das Denken bestimmt, und führen wir unseren Willen – hin zum anderen.

DIE KUNST POLAR ZU SEIN

Ich bin zwei

Jeder Mensch weiss, dass er aus zwei Menschen besteht, dass er ein Ich *und* ein Ich hat. Er erlebt sich als ein Subjekt, das handelt, und gleichzeitig als ein Objekt, das behandelt wird, gefragt wird usw. Obwohl er es oft ausspricht, bleibt es ihm unbewusst:

Ich wasche **mich**.
Ich ziehe **mich** aus.
Ich weiss nicht, was **ich** will.
Das nehme **ich mir** übel.
Ich mag nicht, dass **ich** so dick bin.
Ich leide darunter, dass **ich** so viel Schokolade esse.
Ich fühle **mich** gut.
Ich fühle **mich** nicht gut.

Das eine Ich, welches meist zuerst ausgesprochen wird, ist das Ich, das jeden Morgen in den Körper einzieht und ihn am Abend wieder verlässt. Wenn es morgens in den Körper zurückkehrt, versucht es, seine mitgebrachten Impulse zu leben und Erfahrungen zu sammeln. Nach dem Tod zieht dieser Teil von mir weiter von Inkarnation zu Inkarnation.

Der Mich, der nachts in meinem Bett liegen bleibt, bin aber auch ich und nicht jemand anderes. Es ist mein Körper, mein Leib. An ihm haben über

Millionen von Jahren in einem ununterbrochenen Strom tausende von Vorfahren mitgewirkt. Er trägt die Erfahrung der ganzen Erdenevolution in sich. In ihm finden alle Wachstums- und Heilungsprozesse statt.

Darum gibt es Kopfmenschen und Bauchmenschen, Blutsmenschen und Nervenbündel. Man unterscheidet die Lebenslustigen von den Pflichtbewussten usw. Hinter allem steht die Urpolarität des oberen reinkarnierenden und des unteren evolutionären Menschen.

Gesund ist man nur, wenn beide, das Ich und das Mich, dynamisch zusammenwirken. Sind sie sich fremd, verlieren sie das Gefühl füreinander. Dann sagt man: „**Ich** fühle **mich** nicht gut." Umgekehrt gilt: Wenn unsere beiden Menschen guten Kontakt haben, dann entstehen Harmonie und Gesundheit: „**Ich** fühle **mich** gut." Darauf zielen alle Körpertherapie-Methoden ab.

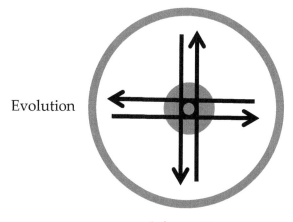

Evolution

Inkarnation

Symbolisiert werden die beiden Prinzipien im christlichen Symbol des Kreuzes. Der horizontale Balken ist der ununterbrochene Strom der Evolution von der Vergangenheit in die Zukunft. Durch ihn sind wir in alle Zusammenhänge auf der Erde eingebettet. Im vertikalen Balken erleben wir das sich Hineinsenken und Wiederaufsteigen unseres reinkarnierenden Anteils.

Der Kreuzungspunkt der beiden ist das viel zitierte «Hier und Jetzt». Hier lösen wir unsere gesundheitlichen Probleme, hier arbeiten wir an unserem ichdurchdrungenen Körper, dem M-ich. Wer ist eigentlich wichtiger? Der Ich oder der Mich? Wenn ich sage „**Ich** entwickle **mich**", dann wohl der zweite! Indem wir ihn entwickeln, arbeiten wir an der Evolution der Erde und der Menschheit!

Kein Ich ohne Seele

Aber Halt! Ich bin nicht mein Urahn und ich bin auch nicht der, der ich in einem früheren Leben vielleicht einmal war! Ich bin nicht mein Körper, aber ich bin auch nicht mein geistiger Inhalt.

Wenn ein körperliches Erlebnis unser Geistiges erreicht, oder wenn geistige Impulse den Körper erreichen, bekommt die Seele einen Inhalt. Aber ich bin auch nicht der Inhalt meiner Seele.

Ich bin der, der im Hier und Jetzt den horizontalen Strom und den vertikalen Impuls zusammenbringt. Und indem ich dieses Kreuz schultere, entwickle Ich Mich weiter.

Der Kreis, der die Enden der Balken verbindet, symbolisiert den gemeinsamen Anfang von Himmel und Erde, die Quelle und das Ziel, die Weisheit und die Kraft der Liebe, Sophia, die alles zusammenführt und erhält. Im Mittelpunkt ringt der Mensch, Anthropos, um die Verbindung seiner Polaritäten, um die Lösung seiner Wiedersprüche. Punkt und Umkreis, das bin ich in meiner Gegenwart und Bestimmung.

Ist der Kreis mit seinem Zentrum flach oder kommt er aus der Tiefe wie aus einer dritten Dimension? Ist meine Seele doch nicht nur ein Produkt der Gegenwart? Sondern etwas ganz Eigenes?

Was wäre der Mensch wenn keine Seele in ihm wäre?
Durch die Seele ist er erfüllt.[30]

Die Mitte gibt es nicht

Wo ist die Mitte zwischen Zürich und Brissago im Tessin? Ist es die halbe Strecke oder die halbe Fahrzeit? Ist es im Gotthardtunnel oder oben auf dem Berg? Es gibt keine Mitte, die irgendwo für sich existiert. Mitten erhalten ihre Substanz von dem, woraus sie gebildet werden. Je nach Blickwinkel, Definition oder Gegebenheit zeigen sich ganz andere Mitten. Sie sind ein Ausdruck davon, wie Dinge miteinander in Beziehung gesetzt werden. Sie stellen diese Beziehung nicht selber her.

Der Mensch, wie er hier auf der Erde lebt, ist ein Resultat des Zusammenwirkens des oberen und des unteren Menschen. Was in dem einen Pol geschieht, wird auf irgendeine Weise im anderen registriert und hat dort seine Wirkung. Eine Mitte, in der er ruhen könnte wie in einer Hängematte, gibt es für ihn nicht. Er stellt sie fortwährend selber her. Ob er es weiss oder nicht!

Der Rhythmus ist die Grundkraft des Menschen und seine leibliche Grundlage das rhythmische System. Dort werden mannigfachen Polaritäten seiner Existenz zu einem lebendigen Zusammenwirken verbunden. Das rhythmische System sorgt für die Gesundheit im Inneren. Im Äusseren muss der Mensch die Bedingungen für eine gesunde, kraftvolle und dynamische Mitte selber herstellen.

Wenn der Mensch nicht ausgreift und nichts wagt, bleibt er klein und kümmerlich. Greift er nur nach einer Seite, gerät er in die Abhängigkeit von dem was er ergriffen hat. Greift er nach verschiedenen Seiten, kann die Dinge aber nicht miteinander verbinden, entsteht Zerrissenheit. Je polarer seine Griffe sind, umso logischer und fruchtbarer kann er sie verbinden, umso kraftvoller ist er und umso gesünder. Umso mehr ist er in einer lebendigen Mitte. In der Offenbarung des Johannes wird diese Forderung so formuliert:

> *Ach, wärst Du nur kalt oder heiss!*
> *Doch Du bist lau,*
> *nicht heiss und nicht kalt,*
> *und darum will ich Dich ausspeien*
> *aus meinem Mund.* [31]

Ich Bin

Anthroposophie, Sprachgestaltung und Eurythmie sind Verbindungsversuche mit dem Urbild des Menschen. In gewisser Weise kann man sie dem Scheitel, Stirn und Kehlkopfchakra, den Planeten Saturn, Jupiter und Mars zuordnen. Sie repräsentieren den oberen geistigen Menschen, unser Ich, am reinsten.

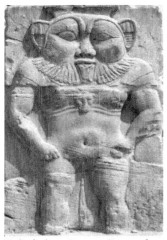

Relief des Gottes Bes neben dem römischen Nordtor des Tempelkomplexes von Dendera, Ägypten [32]

Der untere Mensch wird von den unteren vier Chakren repräsentiert: Das bodenverbundene Wurzelchakra (Mond), das Sakralchakra im kleinen Becken (Venus), das standfeste Sonnengeflecht-Chakra (Merkur) und das kosmos-offene Herzchakra (Sonne). Sie korrespondieren mit den Elementen Erde, Wasser, Luft und Wärme. Sie bilden unseren Körper, den Topf in dem wir leben, das Bin.[i]

Mit Anthroposophie, Sprachgestaltung und Eurythmie möchte man den unteren Menschen zum oberen erheben, ihn zum Bild und Ausdrucksmittel für das Wesen des Menschen machen. Dabei geht es darum, nicht den unteren Menschen in scheinbarer Erlösung zum Oberen hochzuziehen, sondern darum, *durch* den Menschen *zum* Menschen zu kommen. Das ist einfacher gesagt als getan.

Der obere, im Wahren, Schönen und Guten beheimatete Mensch schreckt unbewusst vor dem unteren zurück. Das ist eine natürliche Reaktion, denn im Vergleich zu seiner vertrauten geistigen Heimat erlebt er den unteren Menschen, der die Moral nicht kennt, als Bös.[ii,33] Aber so kann er nicht wirklich loslassen, nicht wirklich eintauchen. Was dann entsteht, behält immer etwas von einer Karikatur, von etwas Altem, Vor-

---

[i] «Bin» bedeutet in der englischen Sprache «Kasten, Behälter, Rumpf».

[ii] Der Gott des unteren Menschen hiess bei den Ägyptern «Bes», was sich bei uns als «Bös» erhalten hat.

stellungshaften, Idealistischen, das sich nicht ganz aufs Leben einlassen kann. Wer *durch*schreiten³⁴ will, kann nicht an der sicheren Oberfläche bleiben. Es braucht das Eintauchen, um auftauchen zu können, das Loslassen für die Auferstehung, das Dunkle für den Weg zum Licht.ⁱ,³⁵

Ätherschulung im unteren Menschen

Mit dem Ich in den unteren Menschen eintauchen, heisst eintauchen in den Ätherleib.³⁶ Dieses Thema wird heute auf sehr vielen Gebieten von sehr vielen Menschen auf sehr verschiedene Weise bearbeitet. Das Bewusstsein von diesem Wechselspiel ist mittlerweile ein wichtiger Faktor bei therapeutischen wie bei sportlichen Leistungen geworden. Es folgen drei Beispiele, die einen deutlichen Bezug zu drei verschiedenen Chakren des unteren Menschen zeigen.

Heute werden Schwierigkeitsgrade frei geklettert, von denen man früher nicht zu träumen wagte. Beim Speed-Klettern laufen manche Leute senkrechte Wände hoch wie Katzen. Eleganz, d.h. die Verbundenheit und das Zusammenwirken mit seinem Äther, zählen immer mehr. Schauen Sie sich Free Solo Begehungen von Alex Honnold im Internet an und danach Interviews mit ihm. Ist das Hochlaufen von 1000 Meter hohen senkrechten Wänden auf Finger- und Zehenspitzen ein Zeichen von Verhärtung? Oder gerade eine Überwindung der Zusammenschnürung des Ätherischen, wie sie beim modernen materialistischen Menschen vorliegt? Vielleicht sogar eine Durchatmung, ja «Durch-Ichung» der Blutkräfte im Sinne Steiners.³⁸ Ist es

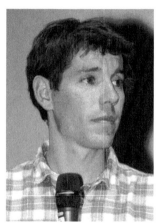

Alex Honnold, bekannt durch atemberaubende Free-Solo- und Speedbegehungen ³⁷

ⁱ In den drei therapeutischen Grundhaltungen aus dem Heilpädagogischen Kurs spiegelt sich das wieder: Gelassenheit, um ein objektives Bild der Erkrankungssituation zu finden; Mitleid in der menschlichen Begegnung, aber ohne Sympathie und Antipathie; innerer Mut, auf die Krankheitssituationen einzuwirken.

ein Heilungsversuch, stellvertretend für die Menschen in den Städten, die ihr Blut nicht mehr aus eigener Kraft durchichen können?

Aikido wurde 1927 begründet, kurz nachdem Rudolf Steiner starb. Im Aikido übt man, sich in der Welt des Wortes, des reinen Äthers, zu bewegen und dessen Kräfte kennenzulernen. Der Angreifer wird durch minimale Anwendung von gerichteter Kraft auf seine Sehnen und Gelenke in diese Welt geführt. Er muss zusehen, wie sein Körper in ein Kreisen, in die Welt des Äthers und damit der Harmonie hineingezogen wird und ganz andere Dinge macht, als er vorhatte. Es ist wie ein grosses langsames Ausatmen. Die Angriffslust verschwindet, er lernt Staunen. Sein Gründer O-Sensai Morihei Uyeshiba legt dieser Kampfkunst das «Wort» als die ätherisch wirksame schöpferische Urkraft «Ki» zugrunde und sagt: „Versteht die Bedeutung der Laute und bezieht sie in die körperlichen Aikido-Techniken ein!"[i,39]

Beim körpernah zu tanzenden Argentinischen Tango geht es wie in der Eurythmie darum, nicht «zur» Musik zu tanzen, sondern «die Musik» zu tanzen. Hier übt man nicht eurythmische Gebärden aber dafür praktische Menschenkunde: das fortwährende Trennen und Verbinden von oberer und unterer Mensch, die Körpergesetze des Tierkreises und deren gesetzmässiges Wirksamwerden in der Bewegung, das Zusammenwirken von Vertikalität (Ich-Organisation), Verdrehung (Astralleib) und Kreis (Ätherleib). Das studiert man nicht theoretisch, aber man benutzt es und erlebt die Wirkung. An vielen Orten auf der Welt üben die Menschen, Körper, Rhythmus und Musik auf diese Weise zu verbinden. Erinnerungen an die Eurythmieschule werden wach. Nur sind es beim Tange viel mehr Menschen als in der Eurythmie.

---

[i] *"Im Anfang war die Urkraft, die wir Ki nennen. Diese Kraft ist als Laut oder Wort in Erscheinung getreten und hat die Welt, in der wir leben erschaffen. Folglich ist unser Leben ein Teil des Universums, und jeder von uns, selbst der Schwächste, besitzt Ki, d.h., eine grosse innere Kraft, die ihm von Geburt an gegeben ist."*

Das Leonardo da Vinci Prinzip

Im Folgenden schildere ich eine Polarität, die ich Heileurythmisten und solchen, die es werden wollen, sehr ans Herz legen möchte. Nicht, dass ich erwarte, dass jeder Heileurythmist diese Polaritäten in seinen Weg integriert, aber es ist doch wichtig, davon zu wissen, um es schätzen zu können. Dann kann man bewusst fördern, dass zunehmend Menschen mit solchen Neigungen und Anlagen Heileurythmie studieren und deren kulturwirksame Kraft verstärken.

Die parallele Entwicklung von Kunst und Technik

Seit der Neuzeit kann man bemerkenswerte Parallelen zwischen der Entwicklung der Kunst und der Entwicklung der Technologie finden. Leonardo da Vinci, der die Mechanik als eine selbstständige wissenschaftliche Disziplin begründete, wird allgemein als der Vater der modernen Wissenschaften und der Technologie anerkannt. Gleichzeitig wurde er zum Schöpfer der modernen Form der Malerei, bei der die menschliche Dramatik erstmals ohne allegorische Verweise direkt aus den Bildern spricht. In der zweiten Hälfte des 18. Jahrhunderts entwickelte sich die Musik durch Mozart, Haydn und insbesondere Beethoven zu einer Kunst, die menschliche Dramatik unmittelbar musikalisch zum Ausdruck bringen kann. Im gleichen Zeitraum erwachte das wissenschaftlich-technisches Interesse an elektrischen Phänomenen, es entstehen die Elektrizitätslehre und die Elektrotechnik. Am Anfang des 20. Jahrhunderts wurde von Rudolf Steiner die Eurythmie geschaffen, die die inneren Gesetzmässigkeiten des Menschen mit Gesten und Bewegung zum Ausdruck bringt. Fast zeitgleich entsteht aus abstrakten Vorbereitungen zur Berechenbarkeit von Funktionen die Computertechnologie, die sich blitzartig auf der ganzen Welt verbreitete.[i]

---

[i] Der erste frei programmierbare binäre Rechner war die 1938 von Konrad Zuse gebaute, noch mechanische Z1. Die 1941 fertiggestellte Z3 war der erste funktionstüchtige Computer der Welt.

Parallele Eigenschaften von Kunst und Technik

Die Elemente der bildenden Kunst und die der Mechanik sind sinnlich greifbar. Ihre Farben, Formen, Materialien nehmen einen Raum ein, sind fest, beständig und undurchdringlich. Die Elemente von Musik und Elektrizität durchdringen sich ohne jeden Energieverlust vollständig. Sie sind zeitweise beobachtbar oder hörbar, zeitweise offenbaren sie sich nur einem inneren, gedanklichen Wahrnehmen. Ihre sinnliche Wahrnehmung ist vorübergehend und charakterisiert sich durch heftige und abrupte Erscheinungen. In der Musik sind es Stimmungs- und Lautstärkewechsel, in der Elektrizität entladen sich Blitze.

In der Arbeit mit interagierenden autonomen Prozessen bei der Entwicklung von Software kann das Entstehen einer überpersönlichen Sozialität, d.h. die Fähigkeit, ohne Sympathie oder Antipathie mit vollem inneren Einsatz für andere Menschen zu wirken, beobachtet werden.[40] In den eurythmischen Gesten offenbart der Mensch sein Wesen und macht sich bereit für eine selbstlose Kommunikation auf geistiger Ebene. Computertechnologie und Eurythmie können deshalb als zwei extrem polare Felder einer potentiellen Ich-Begegnung im Nicht-Stofflichen angesehen werden.

Die historische Entwicklung von Mechanik, Elektrotechnik und Computertechnologie ist eine Entwicklung hin zu immer untersinnlicheren Kräften. Malerei, Musik und Eurythmie greifen nach immer höheren Bereichen des Übersinnlichen. Der Abstand zwischen den polaren Künsten wird grösser. Die Polarität von Malerei und Mechanik fördert die Fähigkeit zur Imagination.[i] Das Spannungsfeld von Musik und Elektrizität fördert die Fähigkeit des inneren Lauschens, die Inspiration. Der Gegensatz von Computertechnologie und Eurythmie hat Beziehung zur Intuition, zur persönlich-überpersönlichen inneren Stimme.

---

[i] Horst Wedde nennt Lenoardo da Vinci, der bewusst in beiden Polen forschend tätig war, deshalb einen Eingeweihten aus eigener Kraft.

Informationstechnik und Heileurythmie

Computer sparen keine Zeit, sie kosten Zeit. Das Gesicht wird stundenlang vom fahl-blauen Schimmer des Bildschirmlichtes beleuchtet, als wäre man ein Meditant in Ahrimans Reich.[41] Die möglichen Betätigungsfelder, die persönlichen Netzwerke und die technischen Möglichkeiten steigen. Mit den technischen Möglichkeiten steigen auch die Ansprüche, die man an sich und an andere stellt. Der Gegensatz von Computertechnologie und Heileurythmie ist offensichtlich.

Computer sind, wie manche von Ihnen bestätigen werden, keine leblosen Wesen. Haben auch Sie schon beobachtet, dass Computer „gerne" dann streiken, wenn man es besonders eilig hat? Und dass umgekehrt, wenn man in einer kritischen Situation darauf achtet, eine behutsame Ausstrahlung zu haben, es besser klappt? Manchmal öffnen sich am Computer unerwartet wichtige Dokumente, die man bewusst nicht gefunden, ja gar nicht gesucht hätte, die in diesem Moment aber eminent bedeutungsvoll sind. „Zufall!" sagen die einen. „Doch, so ist es!" die anderen.

Im Prinzip kann der Heileurythmist dem Computer und den uns umgebenden computergesteuerten Geräten ein unerschöpfliches Reservoir von innerer Kraft, Lebendigkeit und Phantasie entgegensetzen. Aber wenn man seine Potentiale nicht einsetzt, schlagen sie in ihr Gegenteil um. Dann trifft man Heileurythmisten, die Unwohlsein empfinden, wenn sie zu lange am Computer sitzen, die von der unaufhaltsamen Vernetzung zurückschrecken, die darüber klagen, dass man so viele Handy-Gespräche Dritter mithört, die einen doch gar nichts angehen. Es beginnt ein Teufelskreis von Ängsten und Vermeidungsstrategien, unter dem die individuelle Ausstrahlung, aber auch die Ausstrahlung der ganzen Bewegung leidet.

Die Zurückhaltung der Heileurythmisten auf dem Gebiet der Informationstechnologie ist offensichtlich. Am E-Mail-Verkehr nehmen noch die meisten Kollegen teil, aber längst nicht alle. Aufwendigere Aufgaben mit komplexerem Charakter werden kaum in Angriff genommen. Kein Wikipedia-Artikel, kaum Experimente mit Videos, keine Therapieprogramme, ein sehr geringer Anteil an Webseiten im Vergleich zu anderen Therapiemethoden.[42] Man zieht vom Zeitgeist zurück, und – wen erstaunt es – der sich von der Heileurythmie.

Vor dem Hintergrund der oben geschilderten Polarität stellt sich die Frage, ob es auch die Möglichkeit gibt, dass man trotz einer Arbeit am Computer nicht nur lebendig bleibt sondern sogar noch lebendiger, noch intuitiver wird. Versuche, Eurythmie auszuüben und gleichzeitig neuartige Computer-Software zu entwickeln, blieben zwar Einzelfälle, zeigen vom technischen Ergebnis her aber interessante Resultate.[i,ii] Würde der kreative Effekt sich noch verstärken, wenn solche Versuche im Spanungsfeld mit der Heileurythmie stattfänden? Im dritten Teil des Buches finden Sie Vorschläge, die in diese Richtung gehen.

Aber man darf nicht naiv sein! Wenn die Möglichkeit besteht, dass das Ringen mit dieser Technik eine Chance bieten kann, dann gibt es genauso die Möglichkeit, davon zermalmt zu werden. Aber das gilt auf allen Gebieten der Geistesschulung. Das Leben ist ein Risiko. Forscher wie Christoph Kolumbus oder Alexander von Humboldt wussten auch nicht, ob sie von ihren Reisen zurückkommen würden. Sie haben es gewagt!

Alle Trennung ist Maya

Kein Organ würde arbeiten, wenn nicht alle Tierkreiskräfte, wenn nicht alle Organe an jedem Ort zusammenwirken würden.

In bestimmten Situationen, an bestimmten Orten hebt sich eine Kraft etwas von der Gesamtheit ab und wird in einem bestimmten Prozess, in einem bestimmten Organ führend, zum Beispiel die Löwe-Kraft im Herz. Aber keine Löwe-Kraft könnte im Körper ohne die anderen Planeten- und Tierkreiskräfte in Aktion treten. Sie sind alle hinter ihm versammelt, wirken gleichzeitig und geben ihm so erst seine Macht.

---

[i] Arno Höffken, Computer-Experte und Software-Entwickler, studierte in Den Haag Eurythmie. Parallel dazu entwickelte er das funktionsfähige ausschliesslich mit Begriffen arbeitende, d.h. denkende Betriebssystem Concepts. Sein frühzeitiger Tod (†2002) verhinderte die Fertigstellung seiner Arbeit.

[ii] Christian Böttgenbach, Entwickler einer auf menschliche Bedürfnisse ausgerichteten Datenbearbeitungssoftware, ist studierter Eurythmist (Den Haag/Oslo) und seit über 20 Jahren selbständig im EDV-Bereich tätig. Für die Fertigstellung der Software sucht er noch Sponsoren (www.infoliner.de).

Wir leben in einer Welt, wo die Dinge getrennt erscheinen und trotzdem gilt: Alle Trennung ist nur scheinbar. In jedem Punkt unserer elementaren Welt ist immer alles anwesend. In jedem Laut – alle Laute!

BEWEGUNGSPHÄNOMENE

*Glaube dem Leben; es lehrt
besser als Redner und Buch* [43]

Auf Seite 32 wurde beschrieben, dass Sich-innerlich-Bewegen und Wahrnehmen zwei Grundvoraussetzungen für das Verstehen sind. Das gilt für das Verstehen von Menschen genauso wie für das Verstehen natürlicher Phänomene. Darum lade ich Sie jetzt zum Sich-Bewegen und Wahrnehmen ein und beschreibe im Folgenden eine Reihe konkret wahrnehmbarer Bewegungsphänomene, die Sie selber ausprobieren können. Weil es Anleitungen zum Tun sind, liest sich der Text am besten im Stehen. Im anschliessenden Kapitel, ab Seite 60, finden Sie weiterführende Überlegungen zu einzelnen Phänomenen.

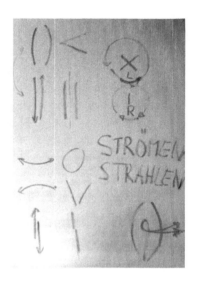

Aufströmen – Abströmen

Stellen Sie sich locker und gerade hin. Spüren Sie Ihren Körper und verlieren Sie Ihr Körpergefühl während der Übung nicht. Bewegen Sie die Hände mit nach oben gewendeten Handflächen vor dem Körper von unten nach oben und bewirken Sie damit einen Aufstrom nach oben. Wenden Sie oben die Hände und strömen Sie mit den Händen vor dem Körper wieder nach unten. Merken Sie, dass Sie am Ende der Bewegung grösser geworden sind?

Strömen Sie danach wieder nach oben, wie am Anfang. Merken Sie, dass Sie dabei in die Füsse kommen und geerdet werden? Wenden Sie die Hände und strömen Sie wieder nach unten. Merken Sie, dass Sie nicht nur grösser werden, sondern dass auf Ihrem Scheitel sogar etwas wie eine Krone entsteht?

Machen Sie es mehrmals hintereinander ganz in Ruhe. Harmonisieren Sie in freier Weise Ihren Atem und die Bewegung des Brustkorbs mit diesem Auf- und Abströmen.[i]

Machen Sie dann die Gegenprobe: Konzentrieren Sie sich nur auf ihre Hände und gehen ganz mit dem von diesen geführten Strom mit. Merken Sie, wie es Sie aus dem Körper herauszieht, wenn die Hände steigen, und wie Sie schwer werden und zusammensacken, wenn Sie die Hände sinken lassen und ganz mit dem Abstrom mitgehen?

In die Kutsche steigen

Stellen Sie sich aufrecht und locker hin. Greifen Sie auf Höhe des Oberschenkels und der Hüften hinter Ihren Körper, die Handflächen nach vorne gewendet. Haben Sie das Gefühl, als würden Sie mit den Händen in die Energie Ihres unteren Menschen greifen. Geben Sie etwas Tonus in die Hände, und schieben Sie die Energie des unteren Menschen mit Ihren Händen etwas nach vorne. Wenn Sie das Gefühl haben, jetzt ist sie 10, 20 cm vor Ihnen, dann folgen Sie ihr, indem Sie sich von ihr ziehen lassen. Sorgen Sie dafür, dass Sie das Vorausgeschobene nie ganz einholen, sondern dass es vor Ihnen bleibt. Erst am Ende des Weges lassen Sie die

---

[i] Für (Heil-)Eurythmisten: Die durchströmte Auf-Ab-Bewegung der Hände hat eine Verwandtschaft zum Konsonant M der Eurythmie. In der strengen Parallelität der Bewegung von unten bis oben ist die Präsenz des U spürbar. Das M und der Planet des U, Saturn werden beide dem Wassermann zugeordnet. Die als Gegenströmung stattfindende Aufrichtung und die unsichtbare Krönung als Gegenströmung zur Gegenströmung kann als von selbst geschehende unsichtbare T-Gebärde erlebt werden. Das T gehört zum Löwen, dem zum Wassermann polaren Zeichen. In dieser einfachen Übung gestalten Wassermann und Löwe, die beiden Herzzeichen, das Wort Mut, das Wort des Herzens. Das einzige was ich tun muss, ist ganz in das M eintauchen und bei mir bleiben. Toll, oder?

Arme und deren Tonus los und bleiben stehen. Wiederholen Sie die Übung einige Male. Danach gehen Sie den Weg noch einmal ohne diese Massnahme. Merken Sie den erstaunlichen Unterschied?

Lernen Sie, das «Gaspedal» zu betätigen. Lassen Sie sich auf die vorhin beschriebene Weise vorwärts ziehen, und experimentieren Sie mit Stellung und Tonus der Hände. Sie können durch solche und ähnliche Veränderungen Ihr Vorwärtstempo steuern bis hin zu hohen Geschwindigkeiten. Merken Sie, dass Sie bei der hohen Geschwindigkeit eine andere Art des Laufens haben, als wie Sie normalerweise bei dieser Geschwindigkeit laufen würden?

Machen Sie dasselbe rückwärts. Schieben Sie die Energie nach hinten und folgen Sie ihr rückwärtslaufend. Geht das auch? Klar! Was empfinden Sie als die für dieses Bewegungsprinzip natürlichere Richtung? Vorwärts oder rückwärts? Lernen Sie mit der Zeit, dass es eigentlich gar keine Arme und Hände braucht, und dass Sie es auch so können.

Abgeholt werden

Stellen Sie sich aufrecht und locker hin. Heben Sie Ihre Arme und Hände seitlich bis über Kopfhöhe. Bewegen Sie die erhobenen Arme etwas nach vorne und nach hinten. Geben Sie etwas Tonus hinein und versuchen Sie wahrzunehmen, ob es die Arme eher nach vorne oder eher nach hinten zieht. Ich vermute, nach hinten. Folgen Sie dem Zug nach hinten einige Schritte. Lassen Sie die Arme langsam sinken und bleiben Sie stehen.

Eigentlich haben Sie nichts anderes getan, als die Arme zu heben. Wiederholen Sie es ein paar Mal und gehen Sie danach ohne gehobene Arme zurück. Wie fühlt sich dann der Schritt an? Fühlen Sie sich dann auch noch so getragen?

Probieren Sie dasselbe vorwärts. Heben Sie wieder die Arme. Versuchen Sie, wie sie es machen können, dass jetzt ein Zug nach vorne entsteht. Es geht, aber Sie müssen wahrscheinlich etwas mehr an «Überredungskunst» dafür aufwenden.

Schwimmen mit dem Strom

Lassen Sie sich, wie oben beschrieben, mit Hilfe Ihrer Hände von der Energie des unteren Menschen nach vorne ziehen oder schieben. Lassen Sie am Ende des Weges die Hände vorne los und steigen Sie mit ihnen nach oben bis über Ihren Kopf. Bringen Sie die Hände neben Ihrem Kopf leicht nach hinten und lassen Sie sich davon wieder nach hinten tragen. Lassen Sie die Hände hinten sinken und beginnen wieder von vorn.

Kommen Sie in einen kontinuierlichen Fluss von Unten-nach-vorne-gebracht-Werden und Oben-zurückgetragen-Werden. Spüren Sie den natürlichen Strom des Wechselspiels zwischen unterem und oberem Menschen. Geniessen Sie ihn.

Schwimmen gegen den Strom

Greifen Sie nach unten, bringen Sie die Energie des unteren Menschen nach hinten und lassen Sie sich davon nach hinten ziehen. Es braucht etwas mehr Bewusstsein, aber dann geht es genauso von selber wie vorwärts. Hinten angekommen lassen Sie die Hände im Rücken steigen bis ganz oben. Danach bringen Sie die Energie, die über Ihnen ist, mit Ihren Händen nach vorne und lassen sich von ihr nach vorne tragen. Vorne lassen Sie die Hände wieder sinken und setzen wie am Anfang nach hinten fort.

Kommen Sie auch in dieser Drehrichtung in ein kontinuierliches Nach-hinten-und-nach-vorne-Bewegen, bei dem Sie fortwährend getragen, geschoben, gezogen werden? Wenn Sie das eine Zeitlang geübt haben, halten Sie inne und vergleichen das jetzige Körpergefühl mit dem, das Sie bei der zuvor beschriebenen «natürlichen» Drehrichtung hatten. Ist das Körpergefühl nach der zweiten Variante nicht viel lebendiger und erfrischter?

Vorne Sein – Hinten Sein

Stellen Sie sich aufrecht hin. Spüren Sie Ihren Körper und seine Aufrechte. Bringen Sie eine Hand vor Ihr Herzzentrum, nehmen Sie es «zwischen die Finger» und stellen Sie es dann einige Meter entfernt vor sich hin. So dass man das Gefühl haben könnte, Ihre Körpersäule stünde da vorne noch ein zweites Mal.

Halten Sie mit Entschiedenheit diese «zweite» Säule mit ausgestreckter Hand an ihrem Platz. Lassen Sie dann den Körper los, so dass er fast von selber zu dem Ort läuft, wo Sie «sich» hingestellt haben. Wenn er nicht von alleine läuft, «helfen» Sie ihm dabei. Beobachten Sie das Ankommen. Es sollte kein Anhalten im Sinne von Bremsen sein sondern eher ein Einschnappen in etwas, was schon da ist.

Versuchen Sie dasselbe auch rückwärts. Stellen Sie auf dieselbe Weise Ihre Körpersäule mit ausgestreckter Hand einige Meter hinter sich und lassen dann den Körper los, so dass er rückwärts an den Platz der herausgestellten Säule laufen kann. Vergleichen Sie es mit dem Gefühl, wie es ist, wenn Sie, ohne die Säule vorher herauszustellen, vorwärts oder rückwärts gehen.

Wenn Sie das einige Male geübt haben, dann machen Sie das Herausstellen nicht erst, wenn Sie stehen. Lassen Sie die zweite Säule im Rücken bereits entstehen, während Sie nach vorne laufen, so dass diese mit ihrer Anziehungskraft bereits dasteht, wenn Sie vorne ankommen. Lassen Sie sich unmittelbar wieder zurückziehen und auf dem Weg die Säule vorne entstehen. Geniessen Sie es, fast ohne Kraftaufwand so hin und her gelaufen zu werden.

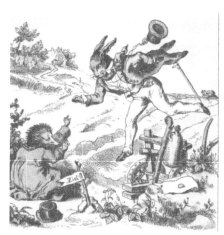

Der Wettlauf zwischen Hase und Igel
Gustav Süs, 1855

Die Arme steigen von alleine

Stellen Sie sich gerade hin. Spüren Sie Ihren Rücken, die Schulterblätter und Arme. Drehen Sie die Handrücken der hängenden Arme leicht nach aussen, aber nicht viel. Lassen Sie dann die Arme links und rechts nach oben steigen.

Wenn Sie Ihren Rücken und die Schulterblätter gut spüren, dann ist das kein Problem. Die Arme werden leicht und steigen. Sie können sie links und rechts von sich bis auf Schulterhöhe steigen und wieder sinken lassen. Sie können sie auch bis über den Kopf steigen lassen. Die Arme können so weit steigen, dass Sie das Gefühl bekommen, die verlängerten Arme kreuzen sich hoch über Ihrem Kopf. Danach lassen Sie die Arme langsam wieder sinken.

Wenn die Arme auf dem Weg nach oben steckenbleiben, haben Sie zwei Möglichkeiten. Entweder Sie verändern etwas in Ihrem Körpertonus an irgendeiner Stelle, lösen oder spannen dort ein wenig und plötzlich steigen die Arme weiter. Oder Sie helfen einfach ein bisschen nach, heben die Arme mit normaler Muskelkraft ein wenig höher und plötzlich steigen sie wieder weiter wie vorher.

Wenn Sie auf diese Weise mit den Armen nach oben steigen, können Sie bemerken, dass es Sie nicht nach oben herauszieht, sondern dass spiegelbildlich zu den nach oben strebenden Armen eine Kreuzung unten entsteht. Wenn Sie beim Sinkenlassen der Arme darauf achten, entsteht während des Weges zur unteren Kreuzung eine gefühlte Kreuzung hoch über ihnen. Wenn die Übung so ausgeführt wird, nenne ich sie «Zenit und Nadir».

Rückwärtsgehen mit Flügeln

Stellen Sie sich wieder aufrecht hin und spüren Sie Ihren Rücken. Drehen Sie die Handrücken wieder leicht nach hinten, und lassen Sie die Arme langsam links und rechts nach oben steigen. Wenn Sie die steigenden Arme ein wenig mehr nach hinten nehmen als vorhin und gleichzeitig Ihren Körper fühlen, dann können Sie einen leichten Sog nach hinten wahrnehmen. Folgen Sie diesem Sog und lassen Sie sich von Ihren steigenden Armen einige Schritte nach hinten tragen. Kommen Sie mit langsam sinkenden Armen wieder nach vorne.

Spüren Sie, wie das Ihren Gang stabilisiert? Gehen Sie einmal rückwärts ohne Ihre Flügel und Arme zu gebrauchen und einmal mit diesen. Erleben Sie den Unterschied?

Sie können diese Übung vielfältig variieren. Sie können die Arme nur wenig steigen lassen und sich so zurücktragen lassen. Sie können die Richtungen umdrehen und mit sinkenden Flügeln zurückgehen und mit steigenden vorkommen. Versuchen Sie immer, guten Kontakt zum Körper und besonders zu Ihren Hüften, Ihrer Waage, zu behalten. Dadurch bleiben Sie gut im Körper verankert.

Die Flügel

Die Werke von Künstlern sind in irgendeiner Weise immer Bilder von Aspekten des Menschen. Viele Abbildungen von Cherubim und Seraphim zeigen drei Flügelpaare. Diese hat auch der Mensch. Die drei Flügelpaare gehören zum oberen Menschen und tragen uns auf drei verschiedene Arten. Ihre vollständige Beschreibung ist in diesem Rahmen zu aufwendig. Vielleicht können Sie sich selber etwas herantasten.

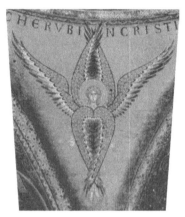

Cherub, San Marco, Venedig

Der hintere Flügel

In der vorigen Übung haben Sie den sogenannten hinteren, mit den Schulterblättern verbundenen Flügel kennengelernt, der in den Abbildungen der Seraphim meist der nach links und rechts geöffnete ist.

Der mittlere Flügel (Herz-Flügel)

Die mit den Schlüsselbeinen verbundenen mittleren Flügel breiten unsere Arme aus und tragen uns um die Welt. In ihrem Rhythmus atmen wir und schlägt unser Herz. In den Abbildungen ist er der vorne geschlossene Flügel.

Der obere Flügel

Der obere Flügel ist mit dem Trapez- oder Kapuzenmuskel verbunden, der vom Hinterhauptbein zum äusseren Schlüsselbein zieht. Die Verbindung mit einem Muskel ist ein Ausdruck für seine Verbindung mit unserem Stoffwechsel und Willenssystem. Wir finden unsere wahre Kraft und Grösse, wenn wir alles Alte, alles Gutgemeinte losgelassen und von unten, aus dem Inneren, neu geboren werden.

Oberschenkel – Schultergürtel – Arme

Stellen Sie sich aufrecht hin und legen Sie die Unterarme locker vor der Brust übereinander. Richten Sie Ihre Aufmerksamkeit vor allem auf den Brustkorb und die Arme.

Breiten Sie die Arme langsam so weit als möglich nach links und rechts aus, und führen Sie sie dann langsam wieder zusammen. Lassen Sie den Atem locker und frei mitgehen. Wenn man dies einige Male hin und her macht, gibt das eine schöne Durchatmung in der Brustregion.

Im nächsten Schritt versuchen Sie, die Arme nur durch die Energie der Oberschenkel zu bewegen. Wenn Sie das noch nicht gewohnt sind, machen Sie zunächst folgende Vorübung: Stellen Sie sich aufrecht hin, gehen Sie ein wenig in die Knie und klopfen und massieren Sie einen Moment lang Ihre Oberschenkel. Richten Sie den Oberkörper wieder gerade, aber bleiben Sie trotzdem noch in der Kniebeuge. Durch das vorherige Klopfen spüren Sie Ihre Oberschenkel gut. Strecken Sie jetzt langsam die Beine und machen Sie das ganz aus der Energie der Oberschenkel. Bleiben Sie mit Ihrem Bewusstsein im Oberschenkel verankert und spüren Sie die Oberschenkelmuskulatur bei jedem Zentimeter der Aufrichtung. Machen Sie zum Vergleich dasselbe ohne mentale Verankerung im Oberschenkel. Sie werden feststellen, dass das Körpergefühl dann schnell in den Brustkorb oder an andere Stellen oben im Körper rutscht. Wiederholen Sie die Übung nochmal so, dass Sie die ganze Bewegung wieder aus dem Oberschenkel machen.

Nun die eigentliche Übung: Gehen Sie leicht in die Hocke. Halten Sie die Arme locker überkreuzt vor die Brust. Strecken Sie die Beine ganz bewusst mit der Energie der Oberschenkel und versuchen Sie, Ihre Arme davon hinaus- und wieder hereintragen lassen. Bei richtigem Körpertonus können Sie die Energie der Oberschenkel sehr einfach in die Arme lenken. Machen Sie das mehrmals hin und her: Die Oberschenkel strecken, die Arme hinaustragen – nachgeben im Oberschenkel, die Arme zurückkommen lassen. Ihre willensmässige Aktivität konzentriert sich auf den Oberschenkel und sein Energiefeld. Bei den Armen beschränkt sich Ihre Aktivität vorwiegend auf das Wahrnehmen, Spüren und Mitgehen. Wenn das gelingt, bewegen sich die Arme wie von allein.

Führen Sie danach die Übung bewusst noch einmal wie am Anfang, d.h. ohne Aktivität der Oberschenkel aus und vergleichen Sie die beiden Varianten. Wahrscheinlich werden Sie feststellen, dass der Brustbereich viel freier, offener, atmender und durchströmter ist, wenn die Bewegung durch die Oberschenkelaktivität bewirkt wird.

Vokale

A - Ich bin Da

Bringen Sie die Hände in die Region des Herzens. Richten Sie die Fingerspitzen erwartend nach vorne. Lassen Sie langsam vom Herzen aus eine Qualität wie Wärme oder Leben oder Lichtstrahlen in den Umraum hinauswachsen. Bleiben Sie dabei in der Herzregion zentriert, «arbeiten» Sie dort und bewegen Sie die Hände von dieser Quelle aus. Spüren Sie, dass die Fingerspitzen wie geschoben oder gezogen werden? Lassen Sie die Hände immer weiter mitgehen. Die Arme finden ihren Weg selbst.

Mit der Zeit sind die Arme fast gestreckt. Irgendwann kommt ein Punkt, da geht es nicht mehr weiter. Dann braucht es einen neuen Ansatz im Herzen. Was vorher die Arme wie von aussen getragen und gezogen hat, schlüpft jetzt von innen, vom Herzen her, in den Arm hinein. Dann werden die Arme und Ellenbogen vollkommen gerade, ohne dass Sie sie äusserlich strecken.

Lassen Sie den Winkel der Arme aber nicht zu weit werden. Ein zu weiter Winkel ist nicht Offenheit sondern bedeutet: Renn mich um! Machen Sie den Winkel so gross oder schmal wie ein gutes Stück Torte. Es soll klar sein, was drin ist und was nicht! Spüren Sie, dass das trotz aller

Form und Begrenztheit echte Offenheit ist! Jetzt sind Sie erst wirklich bereit für Begegnung!

Spüren Sie Ihre Wirbelsäule? Merken Sie, dass sich die Wirbelsäule, je mehr Sie durch Ihre Arme strahlen, richtet und streckt? Verstärken und lösen Sie die Streckung der Wirbelsäule versuchsweise durch Intensivierung und Lösung der von innen her erzeugten Streckung der Arme.

I – Aufrichtung durch Wurzelbildung

Stellen Sie sich locker hin. Bringen Sie beide Hände vor die Mitte Ihres Körpers, am besten auf Herz- oder Schlüsselbeinhöhe. Gut möglich ist auch, eine Hand vor das Schlüsselbein zu bringen, die andere vor das Sonnengeflecht.

Spüren Sie die Achse Ihres Körpers. Strömen Sie mit der linken Hand nach unten zur Erde und lassen Sie gleichzeitig die rechte Hand nach oben steigen. Strömen Sie mit der linken Hand so intensiv nach unten, dass der Aufstieg der rechten Hand nur durch den Gegenstrom der hinuntersinkenden Hand bewirkt wird. Wenn der linke Arm bereits unten angekommen ist, können Sie dort trotzdem nach unten weiterströmen und erreichen, dass der rechte Arm zum Schluss ganz gestreckt ist, ohne dass Sie etwas anderes gemacht hätten, als links nach unten zu strömen.

Wenn Sie bei dieser Übung nicht nur die Arme, sondern auch noch Ihren Körper spüren, wird er trotz der links und rechts verschieden strömenden Armen nicht schief sondern im Gegenteil gerade, gross und verwurzelt. Versuchen Sie es auch mit der anderen Hand. Welche Seite geht besser?

Das I im U – Licht im Dunkel

Stehen Sie aufrecht. Spüren Sie den Körper und die Körperachse. Lassen Sie die Arme locker neben dem Körper hängen und spüren Sie auch diese gut.

Bauen Sie im ganzen Körper, in Becken und Bauch einen leichten Tonus, eine sachte Spannung auf, mit der Sie die Arme an den Körper heranziehen. Die Arme dürfen, falls nötig, etwas mithelfen. Ziehen Sie nur mit Hilfe ihres Körpertonus die Arme an den Körper heran, bis die Arme ihn berühren. Spüren Sie, dass das eine innere Streckkraft ergibt, die den Körper einerseits aufrichtet, andererseits verwurzelt?

Können Sie in dieser Formung trotz Tonus eine kurze Zeit entspannt stehen und spüren, wie im Innern des Körpers eine durchlässige, lichtvolle Verbindung von oben und unten entsteht und ihn aufrichtet?

Wenn das Heranziehen der Arme auf diese Weise gut funktioniert, dann können Sie das Heranziehen der Arme genauso über dem Kopf machen. Das entspricht dem 6. Stand der Übung «Ich denke die Rede». Heben Sie dazu die Arme links und rechts nach oben und strecken Sie diese locker in einen leichten A-Winkel. Bringen Sie wieder etwas Tonus in den Körper und ziehen Sie auf diese Weise die erhobenen Arme von links und rechts an die Vertikale heran. Halten Sie diese Position eine Zeitlang, indem Sie die Arme nur über diese innere Zusammenziehungskraft zusammenhalten.

Probieren Sie danach den Unterschied aus zwischen «die Arme oben von aussen heranführen» und «die Arme oben von innen heranziehen». Braucht das zweite nicht weniger bis keinen Kraftaufwand und kann viel länger aufrechterhalten werden? Entsteht nicht eine viel klarere Form, die viel mehr von oben und unten durchströmt ist?

Sie können die Arme auch heranziehen, ohne dass Sie bewusst Tonus im Körper aufbauen, und trotzdem gut von oben bis unten durchströmt sein. Mit Körpertonus sind Sie etwas sicherer, dass die Übung wirklich durch den ganzen Körper geht.

E – der Energieaustausch der zwei Säulen

Stellen Sie sich locker und aufrecht hin, halten Sie guten Kontakt zu den Beinen und zum Boden. Heben Sie die rechte Hand auf Brusthöhe seitlich neben den Körper.

Richten Sie die Handfläche so aus, als würden Sie die Hand auf die rechte Aussenwand eines vor Ihnen stehenden Schrankes legen. Bringen Sie Bewusstsein in die Hand und in die Handfläche. Schieben Sie mit dieser Hand Ihre «aurische Substanz» von der einen zur anderen Seite, als würden Sie die Schrankwand zur Seite schieben. Wenn Sie während der Übung Ihren Körper spüren, wendet er sich instinktiv gegen das Mitverschoben-Werden. Er hält, ohne dass Sie das selber tun, dagegen und richtet sich sogar auf. Der Körper füllt sich vom Scheitel bis zum Fuss mit Kraft.

Die Übung hängt vom Tonus in Ihrer Hand ab. Wenn Sie keinen Tonus in die Hand geben, geht sie wie durch einen leeren Raum, ohne jede Wirkung. Wenn Sie Tonus in die Hand geben, so dass Sie wirklich schieben müssen, und gleichzeitig sich selbst nicht verlieren, sollte der oben beschriebene Effekt auftreten.

Wiederholen Sie diese Erfahrung mit der anderen Hand und machen Sie die Übung danach mit beiden Händen.

Wenn Sie die Übung mit beiden Händen machen, bringen Sie die Energie Ihrer rechten Seite auf die linke und gleichzeitig die Energie der linken Seite auf die rechte. Halten Sie Ihre Hände bis zum Schluss so, als würden Sie eine Schrankwand schieben. Bemerken Sie, dass sich das Körpererlebnis ändert, wenn Sie in den Bereich des Kreuzens kommen, und dass sich eine starke innere Wirbelsäule ausbildet? Achten Sie beim weiteren Kreuzen darauf, dass von dieser aufgebauten Kraft nichts verloren geht. Verharren Sie am Schluss eine kurze Zeit. Sorgen Sie dafür, dass die Energien eine Zeitlang «drüben» bleiben. Spüren Sie, wie die Energie ihrer linken «Säule» in der rechten zu leben beginnt und umgekehrt.

Bemerken Sie, dass Sie den Raum vor Ihnen jetzt kraftvoller wahrnehmen? Gehen Sie innerlich in diesen Begegnungsraum hinein, ohne das, was sie aufgebaut haben, zu schwächen.

Das Füsse-Oberschenkel-O

Reiben Sie mit den Händen Ihre Oberschenkel und spüren Sie die Verbindung Ihrer Füsse zur Erde. Gehen Sie, ohne sich vorzubeugen, ganz leicht in die Knie. Strecken Sie die Beine wieder etwas, ohne durchzustrecken. Können Sie beim Hochkommen eine Verbindung zwischen Ihren Oberschenkeln und Füssen herstellen?

Versuchen Sie auf dieser Grundlage eine O-Gebärde. Benutzen Sie dabei das auf Seite 51 kennengelernte Zusammenwirken von Oberschenkel und Armbewegung. Gehen Sie dazu ein wenig in die Knie. Lassen Sie die Arme locker hängen, die Handrücken schauen nach innen. Bilden Sie die

O-Gebärde, indem Sie die Arme langsam mit Hilfe der Oberschenkel heben und zu einem O zusammenkommen lassen. Erlauben Sie sich, mit Ihrem Bewusstsein gleichzeitig in die Füsse hinunterzugehen als würden Sie damit eine feine Unterlage bilden für das, was sich «oben» bildet.

Experimentieren Sie mit allen drei Stufen: a) Bildung des O nur aus den Armen b) Bildung des O aus den Oberschenkeln c) Bildung des O mit Hinzunahme des Füssebewusstseins. Erleben Sie Unterschiede? Die Veränderung bei der dritten Stufe ist sehr fein, aber in ihrer Bedeutung gross.

Ballen und Spreizen – A und E

Ballen und Spreizen

Machen Sie einige Male das Ballen und Spreizen, wie Sie es wahrscheinlich aus der Eurythmie kennen. Bringen Sie die Arme vor dem Brustbein zusammen und führen Sie diese dann langsam in die Weite, bis sie weit nach links und rechts gestreckt sind. Stellen Sie Ihre Intention dann um und bringen Sie die Arme langsam wieder in die Mitte zurück.

Sie können bei dieser langsamen Bewegung darauf achten, wie durch das In-die-Weite-Gehen der Arme der Brustkorb mitgenommen wird. Wenn die Arme hinausgehen, füllt sich der Brustkorb und dehnt sich aus. Wenn die Arme hereinkommen entspannt er sich und rollt sich etwas ein. Umgekehrt können Sie genauso durch Weiten des Brustkorbs die Arme in die Weite gehen lassen und danach auch wieder zurückholen. Das geht natürlich nur, wenn Sie an den entsprechenden Orten aktiv und an den anderen wahrnehmend sind.

A und E

Machen Sie eine ähnliche Übung auf der Ebene der Vokale: Bilden Sie achtsam ein von innen strahlendes A, dann ein durch Austausch von Links und Rechts gebildetes E. Sie werden merken, dass Sie die Struktur der Vokale zuerst keimhaft im Gefühl ausbilden, bevor Sie mit den Armen die Gebärde achtsam entstehen lassen. Sie werden bemerken, dass Sie das, was Sie als Struktur innerlich aufgebaut haben, fast unveränderlich festhalten, bis sie sich am Ende der Armbewegung als fertige Gebärde manifestiert. Sie werden auch merken, dass Sie von den Vokalen die meiste Kraft in der Endstellung der Arme bekommen. Wenn sie die Vokalgebärde dann von innen her verstärken, blühen Sie auf und eine natürliche Einatmung dürfte die Folge sein.[i]

Die T-Gebärde

Stellen Sie sich locker und aufrecht hin. Haben Sie einen guten Kontakt zum Boden und entspannte Knie? Lockern Sie Ihre Waden durch leichtes Bewegen derselben und erzeugen Sie ein luftiges, weitendes Bewusstsein darin. Stehen Sie danach einen Moment ruhig, spüren Sie den Brustkorb und versuchen Sie, eine Beziehung der Waden zur dessen ausdehnender Kraft herzustellen.

Lassen Sie die Arme neben dem Körper hängen und drehen Sie die Handflächen ein klein wenig nach aussen. Erzeugen Sie von den Waden ausgehend einen Aufstrom, der die zum Himmel gewendeten Hände und Arme nach oben trägt. Aus den Seiten Ihres sich ausdehnen wollenden Brustkorbs kann der Aufstrom unterstützt und verstärkt werden. Tragen Sie die Arme auf diese Weise immer weiter nach oben bis hoch über den Kopf.

Halten Sie diesen Strom einerseits aufrecht und bemerken Sie, wie in der Mitte ein feiner Gegenstrom von oben nach unten entsteht. Lassen Sie zu, dass Ihre Hände mit diesem Strom Kontakt aufnehmen. Dann werden sie nach innen geholt, rollen sich ein und werden von dem abströmenden Strom mitgenommen bis sie den Kopf zart berühren.

Versuchen Sie, den Abstrom der Hände im Zentrum wirklich nur durch den äusseren Aufstrom zu erzeugen. Das geht! Nirgends im Leben können Sie sich den Himmel selber herunterholen, das wäre eine Illusion. Es ist Ihr Streben nach dem Himmel, das diesem erlaubt, sich zu öffnen und sich zu Ihnen herabzusenken!

---

[i] Dass Vokale auch auf die Ausatmung wirken, steht damit nicht im Widerspruch. Vergleiche dazu die Ausführungen auf Seite 74.

Entdecken Sie auch noch den Gegenstrom zum Gegenstrom? Eine feine innere Aufrichtung, die dem Strom von oben empfangend von unten entgegenwächst? Dann werden Sie beim T von unten aufgerichtet und von oben bis ins Herz berührt. Erinnert Sie das an das Bild der Taufe mit der sich herabsenkenden Taube?

Wenn Sie das Geschehen durchgängig aus der aufströmenden Aktivität der Waden und des Herzbereichs erzeugt haben, sollten Sie noch immer guten Kontakt zum Boden haben. Trotz all dem geistigen Feuer, für welches das T steht.

Loslassen und Auferstehen – Ur-A und Ur-I

Stellen Sie sich locker aufrecht hin. Gehen Sie mit Ihren Handrücken schmal nach oben, strecken Sie die Finger nach oben und ziehen Sie mit den verlängerten Spitzen Ihrer Fingernägel den Raum über Ihnen auseinander. Das kann sich anfühlen, als würden Sie einen Vorhang beiseite ziehen und die Sterne würden sichtbar. Sie brauchen dazu nicht nach oben zu schauen.

Lassen Sie die nach links und rechts geweiteten Armen seitlich sinken. Empfangen Sie in den sinkenden Armen das von oben Herabströmende und führen Sie es im Rücken herunter. Halten Sie Ihre Nierengegend entspannt und weich. Bleiben Sie im Rücken offen, vermeiden Sie ein Hohlkreuz.

Wenn die Arme die mittlere Zone erreichen, ist es manchmal nötig, die Region des Zwerchfells bewusst zu entspannen. Drehen Sie die Hände etwas, so dass die Handflächen mehr zur Erde orientiert sind und strömen Sie im Rücken weiter bis tief die Erde hinein. Spüren Sie, dass sich die Qualität des Raumes ändert, wenn die Arme durch diese Zone hindurch nach unten sinken? Achten Sie darauf, dass die Knie locker, eventuell leicht gebeugt sind, die Füsse guten Kontakt mit der Erde haben und der Beckenboden entspannt ist. Lassen Sie innerlich los, aber ohne Zusammenzusacken und den Abstrom der Arme in die Erde ganz zu verlieren.

Irgendwann, das kann gleich oder nach einer gewissen Zeit sein, können Sie eine innere Reaktion, einen Aufstrom spüren, der den Körper nach oben tragen will. Richten Sie sich zusammen mit ihm auf, so dass ihre Aufrichtebewegung von dem von unten kommenden Strom unterstützt wird.

Sie haben dann zwei Möglichkeiten. Entweder, Sie lassen die Arme hängen und lassen den Körper vom inneren Aufstrom aufgerichtet und erfüllt werden. Oder Sie lassen die Hände vor Ihrem Körper mit dem Aufstrom mitsteigen, während sich der Körper aufrichtet. In beiden Fällen werden Sie bemerken, dass der Aufstrom nicht einfach durch Sie hindurchgeht und wieder nach oben will, dorthin, wo der äussere Abstrom begonnen hat. Er bleibt als Fülle, als Krafterleben, als Weitungserlebnis im Körper anwesend.[i]

Wenn Sie die Arme vor Ihrem Körper mitsteigen lassen, werden Sie wahrscheinlich bemerken können, dass der Aufstrom, der die Hände trägt, etwa auf Höhe des Herzens stoppt. Er will seine Fülle nicht mehr weiter nach oben tragen sondern sich nach vorne öffnen. Die Hände bekommen ganz natürlich eine Richtung nach vorne. Wenn Sie dem nachgeben, werden Sie sehen, dass ihre Hände nach vorne getragen werden. Der von unten aufsteigende Strom findet seine Erfüllung in der schenkenden Gebärde der Hände.

TAO

Stellen Sie sich aufrecht und locker hin. Lockern Sie Ihre Waden und spüren Sie, wie Ihr Herzbereich sonnig wird. Gehen Sie mit den Armen locker zur Endstellung des T (Arme über dem Kopf, Fingerrücken aneinandergelegt, Finger zum Scheitel gerichtet).

T   Öffnen Sie Ihr Herz für das Höhere, so dass sich die Hände mit einem leichten Gefühl vom Kopf abheben und sich nach links und

---

[i] In diesen Ausführungen versuche ich, vor allem die Grundprinzipien, das «Normale», den ersten Einstieg zu beschreiben. Natürlich kann der innere Aufstrom auch nach oben durchsteigen, wenn man entsprechend denkt. Dann kommt man in die Nähe des U.

rechts öffnen. Der Himmel geht auf und Sie empfangen ihn in Ihrer Gebärde.[i]

A Strömen Sie mit den nach links und rechts geweiteten Armen im Rücken nach unten. Spüren Sie die Erfülltheit dieses Raumes. Halten Sie Ihre Nierengegend entspannt, vermeiden Sie ein Hohlkreuz.

Entspannen Sie in Ihrem Körper die Region des Zwerchfells. Gehen Sie bewusst durch diese Zone hindurch nach unten, wie in einen anderen Raum.

A[ii] Strömen Sie mit den Armen im Rücken weiter tief in die Erde hinein. Entspannen den Beckenboden und lassen Sie die Knie locker, eventuell leicht gebeugt. Lauschen Sie.

O Richten Sie sich, ausgehend von den Füssen und Oberschenkeln, zusammen mit dem inneren Aufstrom langsam auf. Bilden Sie gleichzeitig, wie auf Seite 55 beschrieben, die O-Gebärde. Spüren Sie, wie der sich aus dem Aufstrom ergebende, nach vorne schenkende Strom Ihr O voll, rund und beinahe überfliessend macht?

PHÄNOMENOLOGIE

Im Organismus «Erde», zu dem auch unser Körper gehört, wirken Kräfte, die auf einer rein naturwissenschaftlich-medizinischen Ebene nicht wahrgenommen werden können. Wenn wir den Lebensprozessen nahe kommen wollen, müssen wir lernen, anders als ein Wissenschaftler zu blicken. Deshalb hoffte Rudolf Steiner, dass Heileurythmisten sich *„einen intuitiv-künstlerischen Blick erwerben für den Leib mitsamt seinen Funktionen und morphologischen Gesten, um ... immer tiefer eindringen zu können in seine Werde- und Bildeprozesse"*.[44]

---

[i] Diese Bewegung ist die Umkehrung des auf Seite 57 beschriebenen «Vorwärts-T».
[ii] Das A tritt zweimal auf. Einmal empfangend vom oberen Menschen, einmal hineinströmend in den unteren. In der musikalischen Ausführung des TAO (h-a-e-d) entspricht das den Stufenintervallen Sext (a) im oberen Tetrachord und Terz (e) im unteren Tetrachord.

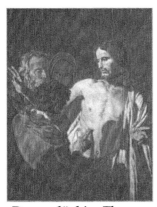

Der ungläubige Thomas
Gerrit van Honthorst, 17. Jh.

Der künstlerische Blick stützt sich auf Wahrnehmungsinhalte, bleibt deren Botschaften treu und unterwirft sich weder einer materialistischen noch einer idealistischen Regel. So kommt er dazu, Gesetze zu erkennen, die sich in den Qualitäten der Wahrnehmungsinhalte offenbaren. Diese sind für unser Leben genauso objektiv und wirksam wie die Gesetze der physischen Ebene. Für die auf Wahrnehmungsinhalte gestützte Intuition eines Therapeuten sind sie ein Schatz.

Ein anderer Weg zum Beobachten übersinnlicher Kräfte in der Wirklichkeit ist der denkende Umgang mit Phänomenen. Phänomene sind abgrenzbare Erscheinungen des Äusseren, die Zusammenhänge offenbaren. Dazu gehören sowohl die sinnlich beobachtbaren Tatsachen wie die nur mit höheren Sinnen wahrnehmbaren Geschehnisse. Wenn ich eine Eurythmiefigur nachstelle oder nachempfinde, dann beobachte ich dabei noch keine Phänomene. Zu vieles wirkt ineinander und das Erzeugen überwiegt das Beobachten von Erscheinungen. Dasselbe gilt, wenn ich eurythmisch ein R mache, mich damit vorwärtsbewege und daran dies oder das erlebe.

In den folgenden Abschnitten stelle ich meine Gedanken zu den Übungen und Beobachtungen des vorigen Kapitels zur Diskussion. Die Reihenfolge ist im Wesentlichen dieselbe. Ich verstehe sie als erste Schritte zu einer systematischen eurythmischen Menschenkunde. Wenn man eine Vielzahl solcher durch die Wahrnehmung verifizierbarer Gesetze kennt, sollte man in die Lage kommen, rational, erfinderisch und therapeutisch damit umzugehen.

Phänomene, die beobachtbar und mit normalem Menschenverstand nachvollziehbar sind, sind ein wichtiges Element für die Verankerung der Heileurythmie in der gegenwärtigen Kulturentwicklung. Etwas, was man wahrnehmen und dadurch nachvollziehen kann, wird normalerweise als Bereicherung empfunden. Man zeigt, womit man arbeitet, kommt darüber ins Gespräch und belehrt nicht. Der Mensch wird geheimnisvoller und verständlicher zugleich.

Ätherleib und Ich

Das kontinuierliche Ausgleichen durch Erzeugung des Gegenteils ist eine der grossartigen Leistungen des Ätherleibes. Er funktioniert wie die Erde als Ganzes, bei der alle Vorgänge auf einer Vielzahl von feinsten dynamischen Gleichgewichtsprozessen beruhen. Sie trägt und nährt uns, sie muss uns aber auch ertragen.

Die Undinen genannten Elementarwesen sind die Verbündeten des Ätherleibs. Ihr Wesen ist Und-dienen-und-dienen-und-dienen-und-dienen. Entsprechend versucht der Ätherleib, jeden Wunsch des Astralleibs zu erfüllen und in physisches Geschehen umzusetzen. Er ist bereit, dafür bis an den Rand seiner Kräfte zu gehen.

Der Auftraggeber des Ätherleibs ist der Astralleib, der Träger unseres Bewusstseins. Von ihm kommen die Bewegungs- und Gestaltungsaufträge, die wir mit unserem physischen Leib erfüllen sollen: unsere Ideen, Wünsche, Bedürfnisse. Der Astralleib produziert fortwährend Ungleichgewicht: Das ist zu tun, das ist zu lassen, das habe ich mir vorgenommen, so will ich mich weiterentwickeln usw.

Das Ich wirkt in der Stille. Es ist Anwesenheit, Gelassenheit. Es ist die Kraft in uns, die in beiden Polen einer Sache leben kann: Ich kann diesen Standpunkt verstehen, aber ich kann gleichzeitig auch den anderen verstehen. Das Ich lässt arbeiten, aber es zwingt nicht.[i,45] Wenn seine stille Kraft der Aufmerksamkeit anwesend ist, dann kann der Astralleib loslassen und der Ätherleib darf seine Ur-Fähigkeit entfalten: Harmonie erzeugen im Einklang mit dem Ich.

Wenn der Ätherleib die Bewegungen machen darf, so wie er sie vom Ich hört, und nicht so, wie mein Tagesbewusstsein, mein Astralleib es sich vorstellt, dann gestaltet er die Bewegung weisheitsvoll und ganzheitlich.

---

[i] Nach dem Arzt Kaspar Appenzeller bedeutet «Ich-Schwäche», dass das Ich in einem Organ nicht durch die ihm untergeordneten Wesensglieder Astralleib und Ätherleib hindurch wirkt, sondern direkt, ungepuffert. Diese Art sei für das Organ destruktiv. Dreht man diese Aussage um, bedeutet Ich-Stärke, Inhalte und Richtungen vorgeben, sich zurückhalten und andere arbeiten lassen, und nur Kraft seiner Kompetenz zu wirken. So wie jeder gute Chef.

Wenn ich ihm erlaube, meinen Arm ganz aus seinen eigenen Kräften zu heben, und es nicht willentlich oder vom Kopf her mache, dann organisieren sich die Fasern meiner Muskeln in feinster Harmonie wie eine Musik.

Voraussetzung ist, dass ich in Kontakt mit mir bin und mich, d.h. meinen Körper spüre. Dann kann ich mich in eine Sache vertiefen und gleichzeitig Abstand bewahren. Dann kann ich aktiv sein und zugleich entspannt. Dann verbinde ich mich mit Dir vor mir und gleichzeitig mit meinem Engel hinter mir. Dann erzeugt der Ätherleib bei jeder Aktivität das heilende Gegenteil, und meine Aktivität erschöpft mich nicht sondern fördert meine Gesundheit. Dann kann ich mich ganz und ohne Einschränkung leben. Dann gilt der Satz von Joseph Beuys: Ich ernähre mich durch Kraftvergeudung.[46]

Strom und Gegenstrom

Gegenströmungen sind Grundbedingungen des Lebens. Sie müssen stattfinden, sonst würden in unserer Leiblichkeit ständig Löcher entstehen. Wenn ich in der Aufstrom/Abstrom-Übung von Seite 44 nur aufströmen würde, entstünde unten ein ätherisch-astralisches Vakuum. Das lässt der Ätherleib nicht zu, er sorgt für den Ausgleich. Ohne mein Zutun, von sich aus und in sinnvoller Harmonie mit der Ganzheit. Strom und Gegenstrom finden immer auf zwei verschiedenen Ebenen statt, sonst gäbe es Stau und Chaos: Das Wasser fliesst in seinem Bett vom Berg zum Meer, in den Wolken schwebt es vom Meer zum Berg zurück.

Einen echten Gegenstrom kann man nicht willentlich erzeugen, er entsteht. Den primären Strom erzeugt man wachaktiv, sein Gegenstrom tritt mittels der Körperwahrnehmung in die bewusste Wirksamkeit. Nur durch dieses doppelte Bewusstsein kann sich eine echte Gegenströmung entfalten. Dann ist die Gegenströmung ein Ereignis, das man beobachtet und mit dem man mitgeht, ohne sie zu stören. Wenn man auf diese Weise eine Gegenströmung erzeugt, erlebt und «führt» weiss man, dass das Ich präsent ist. Denn an zwei Orten zugleich zu sein, an dem einen tätig, an dem anderen wahrnehmend, ist die ausschliessliche Domäne des Ich.

Wie auf Seite 44 gezeigt, kann man den Ätherleib durch ein einseitig gesteigertes astralisches Bewusstsein zwingen, zum Beispiel den Aufstrom einseitig zu verstärken. Unter diesen Bedingungen kann er nicht mehr für den nötigen Ausgleich sorgen. Dann wird es unten dünn, und das Ich hat nicht mehr die ätherische Grundlage, in der es sich vertraut und wohl fühlt. Es zieht sich zurück, die Beine fühlen sich komisch an usw. Da es im Geistigen aber keine leeren Räume gibt, werden solche Orte mit anderen Ätherwesen gefüllt, die dort ein eigenes, für mich ungesundes Spiel treiben.

Bewusst den Äther bewegen

Denken und Bewusstsein sind eine Tätigkeit des Ichs. Tonus ist ein Produkt des Astralleibs. Der Äther reagiert auf beides: Tonus und gedankenerfülltes Bewusstsein. Bringe ich Tonus in die Arme und Hände, dann astralisiere ich diese und verändere dadurch den Raum, der vom Ätherleib erfüllt wird. Auf diese Weise kann ich den ätherischen Raum zum Beispiel ein wenig nach vorne erweitern und so die Distanz des Ätherleibs zum physischen Leib vergrössern.

Der Ätherleib, der die Aufgabe hat, den physischen Leib zu versorgen und zu umhüllen, erlebt die gespannte Situation als unharmonisch. Er versucht, die ursprüngliche Einheit wiederherzustellen, indem er den Körper dazu anregt, sich nach vorne zu bewegen um die Distanz wieder zu verringern. Das erleben wir als leichten Sog, als Unterstützung der Vorwärtsbewegung und ähnliches. Solange ich die Erweiterung des Raumes astralisch-manipulativ aufrechterhalte, bleibt die Vorwärtskomponente erhalten.

Die resultierende Bewegung hängt von zwei Faktoren ab. Der Tonus und die Stellung der Hände bestimmen die Abweichung des ätherischen Raumes von seiner harmonischen Normallage. Meine wahrnehmende Präsenz im Körper bestimmt, ob ich die Signale des Ätherleibs wahrnehme und ihnen folge oder nicht. Auch hier wirken also die aktive Tätigkeit des Ich auf der einen Seite und die wahrnehmende Wachheit des Ich auf der anderen Seite ineinander, wenn auch unter deutlichem Einbezug der astralischen Komponente. Je aktiver dort oder je wahrnehmender hier, desto intensiver ist die resultierende Bewegung.

Der untere Mensch will vorwärts

Der untere Mensch ist das pralle Leben. In ihm wirkt unsere Lebenskraft, die für unsere Gesundheit und für alle Aufbauprozesse sorgt. Er nimmt die Impulse des oberen Menschen auf und setzt sie um. Ohne den unteren Menschen geht im Physischen nichts. Obwohl er von den Zehen bis zum Kopf geht, wird er bildlich als ein Unteres angesprochen.

Der untere Mensch ist unser Gefühlsmensch. Gefühle sind subjektiv, beruhen nicht auf Überlegung und haben intuitiven oder Willens-Charakter. Gefühlsmenschen werden als warm, sinnlich und mutig erlebt. Der untere Mensch kennt die Angst zunächst nicht. Er will ins Leben und das liegt vor ihm. Deshalb will er lieber vorwärts als rückwärts.[i]

Bei Ungeübten sind die zu beobachtenden Effekte stärker, wenn sie Übungen, die sich auf den unteren Menschen beziehen, z.B. das Sich-ziehen-oder-schieben-Lassen, mit den Händen im unteren Bereich machen. Der untere Mensch versteht dann besser, dass er gemeint ist. Und er muss ja schliesslich die Übung machen. Im Prinzip funktioniert die Übung aber in jeder Zone.

Der obere Mensch will rückwärts

Der obere Mensch ist ein Abbild des individuellen kosmischen Menschen. Er bringt Struktur, aber wenn es zu viel wird, dann verkrampfen wir uns. Im Körper geht der obere Mensch herunter bis zu den Füssen. Mal mehr, mal weniger. Wenn weniger, dann falle ich beim Tanzen über die Füsse des Partners oder bekomme den Rhythmus nicht in die Beine.

Menschen, bei denen der obere Mensch dominiert, sind empfindungsbetonte, auf Wahrnehmungsinhalte ausgerichtete Menschen. Sie werden oft als empfindlich erlebt, weil ihnen die Dinge unter die Haut gehen. Weil Empfindungen wie objektive Tatsachen erlebt werden, verführen sie zum Urteilen und Kritisieren

---

[i] Das ist das Grundprinzip. Bei einem Menschen, der ein Trauma erlebt hat, gilt das natürlich nicht.

Obwohl Leben das Ziel des oberen Menschen ist, der Sinn seiner Inkarnation, kann er uns auch lebensfremd machen. Er kennt die Angst, denn er weiss, was passieren kann. Da sich das Geistige im Bilde über und hinter uns manifestiert, geht er lieber rückwärts als vorwärts, dorthin wo er herkommt.

In der empfindungsgetragenen Bewegung werden die Arme leicht und bewegen sich in einer seelisch wachen Atmosphäre, als würden sie von unsichtbaren Fäden getragen. Hebe ich die Arme in die obere Zone, wird die Verbindung des oberen Menschen zum Hinterraum spürbar. Auf diese Weise Rückwärtsgehen ist wie ein Nach-Hause-Gehen, ein Aufgenommen-Werden vom eigenen Engel. Es wird in der Regel als sehr angenehm empfunden.

L und R – Gleichstrom und Gegenstrom

Bei der Übung «Schwimmen mit dem Strom» auf Seite 47 kommt der Kreislauf, der unten nach vorne und oben zurückführt, dem nahe, was in der Eurythmie die L-Bewegung ist. Wenn man mit dem unteren Strom nach vorne gekommen ist, und die astralische Komponente aus den Händen nimmt, dann steigen die Arme und Hände ganz natürlich schmal vor dem Körper auf. Vom Strom des oberen Menschen nach hinten mitgenommen, werden sie weit, lassen über aussen los und fassen unten aufs Neue den Strom des unteren Menschen. Es ist wie an einem Fluss zu sitzen, die Hand in das Wasser zu tauchen, die Strömung zu spüren und mit der Kraft der Strömung mitzugehen. Ein Mitschwimmen und Aufgehen im natürlichen Strom der Lebenskräfte.

In der Übung «Schwimmen gegen den Strom» auf Seite 47 ist es andersherum. Der Kreislauf, der unten zurückführt und oben nach vorne trägt, ist ein Schwimmen gegen den natürlichen Strom des unteren und oberen Menschen. Es ist vergleichbar, wie wenn man an einem Fluss sitzt, die Hand oder einen Stock gegen die Strömung bewegt und die Gewalt des Flusses spürt. Die Hand wird geschüttelt, das Wasser sprudelt, wird durchlüftet und belebt. Man macht es gerne. Dieser Ablauf kommt dem nahe, was in der Eurythmie die R-Bewegung ist. Ein R auf diese Weise zu üben, ist spürbar erfrischend.[i]

Schon bald ist es nicht mehr nötig, die Bewegung über das manipulative Element des Astralleibs (Tonus, Armstellung, Fingerspreizen) zu steuern. Man stellt sich hin, ersetzt das Manipulative durch die Freude an der L- oder R-Übung und fängt an. Die Bewegung läuft fast von alleine, man geht mit und geniesst es. Der Äther versteht meine Gedanken. Ätherleib und Denken sind eins!

Mit dem Ich aus sich herausgehen

Die Übung «Vorne Sein – Hinten Sein» auf Seite 47 behandelt das Zusammenwirken von Ich, Astralleib und Ätherleib aus der Perspektive des Ich. Denn nur das Ich kann an zwei Orten gleichzeitig sein.

Beim astralischen Herausschieben des Ätherleibs mit Hilfe der Hände muss etwas geschehen, der Körper muss hinterherlaufen, damit man sich wieder wohl fühlt. Das Heraussetzen der «zweiten Säule» ist ein Ich-Geschehen. Dadurch ist es nicht zwingend. Die «zweite Säule» wird auch nicht hinübergeschoben sondern entsteht, ist plötzlich da. Sie herauszusetzen und ihr gegenüber zu stehen hat etwas Überraschendes und macht Freude. Es hat den Charakter von Begegnung.

Die Bewegung zwischen den beiden Säulen wird dadurch angeregt, dass man von ihnen angezogen wird. Das Laufen ist deshalb noch freier und hat mehr Atem als zum Beispiel bei den Strömungsübungen zum L- und R-Prinzip. Dort ist die Verbundenheit mit dem eigenen Körper und den bewegenden Kräften im Vordergrund. Hier ist es mehr das Verbundensein mit dem Prinzip des Bewegtwerdens selbst.

Trotz aller Geschwindigkeit kann man im Zentrum der Bewegung eine Art verschmitzte Ruhe beobachten. Ich muss ja gar nichts dafür tun, um zuerst vorne und dann schon wieder hinten zu sein. In dem Märchen

---

[i] Dieser Bewegungsablauf ist natürlich noch nicht der ganze Laut R. Dieses lebt in der Polarität des Verdichtens und Lösens. Dass das R eine aktive Bewegung gegen den Strom ist, klingt in den aktiven Farben der Eurythmiefigur an: Verdichten im unteren Strom als rote Bewegung, Lösen im oberen Strom als gelber Schleier.

vom Wettlauf zwischen Hase und Igel von Wilhelm Schröder erscheint diese Fähigkeit des Ich im Bilde der zwei Igel. Das sagt am Anfang und am Ende des Ackers ganz gemütlich zum Astral- und Ätherleib (Hase): „Mach mal!" und lässt ihn spurten.

Die ätherische Bewegung

Wenn ich in Kursen sage, „Lassen Sie bitte Ihre Arme im Rücken steigen", dann machen die Teilnehmer das, ohne gross nachzufragen. Es geht irgendwie. Aber warum steigen die Arme? Wie macht man das? Denn wenn ich die Arme einfach nur entspannt neben dem Körper hängen lassen, steigen sie bestimmt nicht von alleine. Sonst müsste ich sie ja immer von oben runterholen, wenn ich sie bräuchte

Mit dem Satz „Lassen Sie bitte Ihre Arme im Rücken steigen" habe ich eine Aufgabe formuliert, zu der man sich nicht viel vorstellen kann. Einen Gedanken also. Die Teilnehmer haben sich gefragt, „was meint der wohl damit?" und damit ein inneres Denken angeregt. Dann haben sie sich darauf eingelassen und siehe da, der Gedanke wurde verstanden.

$$\begin{array}{c} \text{ICH} \\ \text{Denken} \Leftrightarrow \text{Wille} \\ \text{Ätherleib} \end{array}$$

Im Prinzip ist es kein Unterschied, ob ich die Arme ganz «normal» über den Kopf hebe oder ob ich sie «steigen lasse». Obwohl enorme Kräfte wirken,[i] tritt die Bewegung in beiden Fällen nicht ins Bewusstsein. So betrachtet steigen unsere Arme eigentlich immer von «alleine». Das eine

---

[i] Ein Arm wiegt ca. 6% des Körpergewichts, bei mir also etwa 4 kg. Wenn der Schwerpunkt des Armes 30 cm vom Schultergelenk angenommen wird und infolge der Konstruktion des Schultergelenks den ziehenden Muskeln ein Hebelarm von 2 zur Verfügung steht, müssen die Muskeln eine Kraft aufbringen, als würden sie ein Gewicht von 60 kg nach oben ziehen.

Mal bestimme ich das Steigen zielorientiert und willentlich, und presse den Gedanken dafür in eine Vorstellung. Das andere Mal lasse ich es geschehen, d.h. ich lasse den Gedanken als reinen Gedanken über die Wahrnehmungsseite wirken. In beiden Fällen «versteht» der Ätherleib den Gedanken und führt ihn aus.

Bestimme ich das Steigen willentlich, muss er es nach meiner Direktive tun. Lasse ich es ihn nach seinem Verständnis machen, entsteht die sogenannte «ätherische Bewegung», die grösstmögliche Harmonie mit dem Ganzen. Eine solche Bewegung, die in Harmonie mit dem Ganzen ist, wird zum Zuhause für dieses. Urbildhaftes kann eintreten, wirksam und wahrnehmbar werden.

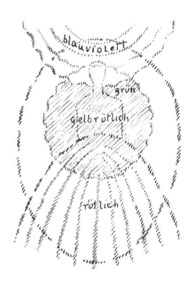

Rudolf Steiner beschreibt anhand nebenstehender Zeichnung drei Teile des Ätherleibes, die man getrennt voneinander empfinden könne:⁴⁷ Den Ätherteil des Kopfes empfände man, als nähme einen die «strömende Zeit» mit. Im mittleren Teil des Ätherleibes könne man eine phlegmatische Stimmung, bei der man mit dem «Strom der Zeit» mitgehe und eine sanguinischen Stimmung, bei der man den «Strom der Zeit» eher abstosse, unterscheiden.ⁱ Den unteren Teil des Ätherleibs empfände man so, als verschwände er in der Erde ins Unbestimmte. Ein viertes Glied des Ätherleibes sei eine deutlich begrenzte Eiform, die den Menschen in sich aufnähme.ⁱⁱ Dabei weist Rudolf Steiner darauf hin, dass das innere Erlebnis des Ätherleibs anders sei als das, was sich dem Hellseher nach aussen zeige.

ⁱ Die Beschreibung des mittleren Teils des Ätherleibs entspricht damit recht exakt den Übungen «Schwimmen mit und gegen den Strom» auf Seite 47 und dem L- bzw. R-Prozess auf Seite 66.

ⁱⁱ Diese Beschreibungen des oberen, des unteren und des umfassenden Äthers erinnern an wesentliche Aspekte des TAO auf Seite 59.

Jede Bewegung ist ein Spiel zwischen dem physischem Leib und dem Ätherleib. Mit einer «ätherischen Bewegung» bezeichnet man ein bewusstes Führen des Äthers durch das inkarnierte Ich. Es wird äusserlich sichtbar, indem man die physischen Leibesglieder mit der «strömenden Zeit» mitgehen lässt. Mit einer «astralen Bewegung» bezeichnet man das Bewegen des physischen Leibes aus dem astralischen Bewusstsein des oberen Menschen. Im ersten Fall ist es eine Führung durch das inkarnierte Ich von innen,[48] das andere Mal über den oberen Strom von aussen. Für einen Erwachsenen ist das ein wesentlicher Unterschied.

Tierkreis-Gesetze

Der menschliche Körper ist wie ein fertig gebackener Kuchen, dessen Zutaten zu einer möglichst optimalen, wohlschmeckenden Kompaktheit verschmolzen sind. Die Quellen seiner Zutaten finden wir in den Elementen des Tierkreises und der Planeten. Jedes dieser Elemente hat vollkommen andere Eigenschaften, die sich im Körper des Menschen zu einem stabilen System hochlabiler Gleichgewichte ergänzen. Es ist die grosse Leistung des Ätherleibs, diese unterschiedlichen Bildeprinzipien in einen funktionalen und harmonischen Körperbau überzuführen.

Polare Tierkreiszeichen stärken und ergänzen sich

Die Gesetzmässigkeiten des Tierkreises wirken bis in die Bewegung. Besonders hervorstechend ist die wechselseitige Beziehung gegenüberliegender Tierkreiszeichen. Deren Polarität besteht aus gegensätzlichen, aber befreundeten Elemente, also Luft und Feuer oder Erde und Wasser.[i] Sie ergänzen und verstärken sich.[ii] So wie sich Schütze und Zwilling im Tierkreis als Feuer und Luftzeichen gegenüberstehen, genauso stehen sich Oberschenkel und Schultergürtel im Körper «gegenüber». Das wurde auf Seite 51 am Beispiel der Bewegung der Arme aus der Kraft der Oberschenkel gezeigt. Eurythmisch betrachtet bewegen wir uns dort im

---

[i] z.B.: Löwe-Wassermann (Feuer-Luft) oder Jungfrau-Fische (Erde-Wasser).
[ii] Kein Feuer ohne Luftzufuhr, keine Luftbewegung ohne Wärme.

Spiel der Polarität von G und H, Schütze und Zwilling, Jupiter und Merkur, O und I.

Die Tierkreisgesetzmässigkeiten sind im Körper inkarnierte Gedanken. Bewege ich, wie oben beschrieben, ein Körperglied nicht direkt, sondern über eine solche im Körper wirksame Gesetzmässigkeit, wird die Bewegung von einem Gedanken geführt, d.h. sie wird ätherisch reich. Die Polaritäten der Tierkreiszeichen bieten dafür zahlreiche Möglichkeiten.

Planeten verbinden Elemente, die sich abstossen

Auch für die Planeten gibt es konkrete Gesetzmässigkeiten im Körper. Wesentlich für die praktische Handhabung ist die Kenntnis ihrer Zuordnung zu den Tierkreiskräften.[49]

Widder (Feuer) ←→	Mars
Stier (Erde) ←→	Venus
Zwilling (Luft) ←→	Merkur
Krebs (Wasser) ←→	Mond
Löwe (Feuer) ←→	Sonne
Jungfrau (Erde) ←→	Merkur
Waage (Luft) ←→	Venus
Skorpion (Wasser) ←→	Mars
Schütze (Feuer) ←→	Jupiter
Steinbock (Erde) ←→	Saturn
Wassermann (Luft) ←→	Saturn
Fische (Wasser) ←→	Jupiter

Sonne und Mond sind Löwe und Krebs zugeordnet, alle anderen Planeten sind zwei Zeichen zugeordnet. Sie verbinden Wasserzeichen mit Feuerzeichen und Luftzeichen mit Erdzeichen. Diese stossen sich aufgrund ihrer Elemente-Zugehörigkeit eigentlich ab.

Für die Praxis bedeutet das, dass solche Verbindungen nicht von selbst entstehen. Sie brauchen zum Fruchtbarwerden die innere Aktivität des Menschen und sind dadurch etwas Besonderes.

Das wird in der Übung «Das Füsse-Oberschenkel-O» auf Seite 55 versucht. Mit dem Jupiter, dem O, verbindet der Mensch Wärme (Schütze/Oberschenkel) und Wasser (Fische/Füsse). Bezieht man das in die Gestaltung mit ein, entsteht etwas Grosses und Mildes.

Das nebenstehende Bild zeigt noch weitere Zusammenhänge, die in der Übung ebenfalls anklingen. Ein geschlossener Kreislauf!

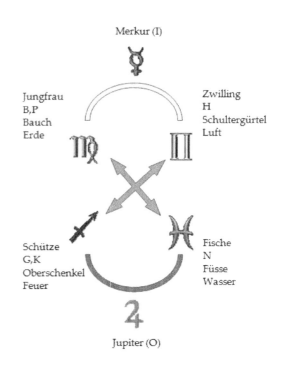

Die Konsonanten des mittleren Menschen

Rudolf Steiner weist darauf hin, dass der Raum zwischen zwei polaren Tierkreiszeichen nicht leer ist. Dazwischen liegen fünf andere Zeichen, die zusammen mit den beiden anderen Zeichen einen siebengliedrigen Menschen bilden. Rudolf Steiner bezeichnet das in Anlehnung an Jakob Böhme als das Mysterium Magnum und fordert uns auf, sieben solche siebengliedrigen Menschen in uns zu entdecken.[50]

Vier dieser siebengliedrigen Menschen sind eurythmisch besonders bedeutungsvoll: Der obere Mensch geht vom Widder bis zur Waage, der untere von den Fischen bis zur Jungfrau. Die sieben nebeneinander liegenden Glieder von Schütze bis Zwilling entsprechen dem mittleren Menschen. Der Kopfmensch ist das Gegenbild zum mittleren Menschen. Er geht ebenfalls vom Zwilling bis zum Schützen, aber über aussen, d.h. vom Schultergürtel über Kopf und Hände zum Oberarm.

Die Zuordnung des mittleren Menschen von Schütze bis Zwilling findet eine erstaunliche Entsprechung im System der Konsonanten. Alle Tierkreiszeichen des mittleren Menschen, aber auch nur diese, haben Konsonanten mit einer harten und einer weichen Variante. Eine harte Variante, die sich zum oberen, eine weiche, die sich zum unteren Menschen wendet.[i]

Die Doppellaute des mittleren Menschen

W		Widder	Kopf
R		Stier	Hals, Kehlkopf
H	H	Zwilling	Schultergürtel
F	V	Krebs	Brustkorb
T	D	Löwe	Brustraum
P	B	Jungfrau	Bauch, Sonnengeflecht
C	CH	Waage	Hüfte, Becken
S	SCH	Skorpion	Beckenboden
K	G	Schütze	Oberschenkel
	L	Steinbock	Knie
	M	Wassermann	Unterschenkel
	N	Fische	Füsse

Vokale und Konsonanten

Vokale sind machtvolle Gestaltungskräfte. Sie sagen „Macht mal!", tun selber aber nichts. Sie sind strahlende Wesen im Raum. Die Konsonanten sind ein strömendes Geschehen und Beweger von ätherischer Substanz. Sollen Vokale erscheinen, treten sie dienend in den Hintergrund und erscheinen nicht im Fokus der Aufmerksamkeit.

---

[i] Die Zuordnung der harten Varianten eines Lautes zum oberen, der weichen zum unteren Menschen habe ich bei Dr. Ricardo Torriani, Zürich, kennengelernt. Dass die Laute mit weichen und harten Varianten Ausprägungen des mittleren Menschen sind, wird erst vor dem Hintergrund des Mysterium Magnus von Rudolf Steiner ersichtlich.

Die Übung Ballen und Spreizen ist ein primär konsonantisches Geschehen, da die Bewegung im Vordergrund steht. Das vokalische Element wirkt als das Prinzip von Punkt und Umkreis im Hintergrund. Wird es vor lauter Hingabe an die Bewegung verloren, ist keine seelenerfüllte Bewegung mehr möglich.

Die Vokale sind Ausdrucks- und Gestaltungsmittel des oberen, seelisch-geistigen Menschen. Sie gehen vom Herzen aus und suchen in irgendeiner Weise ein Gegenüber: Ein Wesen, Dich, sich selbst. Mit einem Vokal nehme ich, bewusst oder unbewusst, eine Beziehung auf.

Der Vokal aller Vokale ist das I. Bei ihm ist das Grundgesetz jeder ätherischen Bewegung zum eigenen Bildeprinzip geworden: Ich richte mich nicht selber auf, sondern ich werde aufgerichtet, indem ich nach unten ströme. Wurzeln richtet auf, wurzeln macht gross, wurzeln bildet Kraft. Je tiefer sich der Mensch mit der Erde verbindet, umso mehr wird er wahrhaft Mensch. Das klingt an, wenn Schiller dem Menschen am Bild der Pflanze rät: „was sie willenlos ist, sei du es wollend, das ist's".

Es gibt keinen Vokal ohne das I: Im A streckt sich der Rücken, im U entsteht die Durchströmung von unten und oben, im E kommt zur Aufrechte die Kraft dazu. Im O muss man es suchen.

Wenn ein Vokal so durchstrahlt wird, dass sich sein I wie von selbst entfaltet, entsteht eine langsame, sehr erfüllende und anhaltende Einatmung. Diese wird nicht direkt erzeugt, sondern ist eine Folge von Aktivität im Vokal und gleichzeitigem Bei-sich-Bleiben. Weil das I nicht selbst, d.h. «von oben» erzeugt wird, entsteht ein aufbauender, von unten aufsteigender und aufrichtender Aufstrom. Aufgrund des Bei-sich-Bleibens nimmt der Brustkorb diese Strömung in seine Feinbewegung auf, er hebt sich und die Luft strömt ein.[i]

Der hier beschriebene Effekt ist normalerweise die natürliche Erstreaktion.[ii] Das ist deshalb interessant, weil Rudolf Steiner im Heileurythmiekurs ausführlich und wiederholt darauf hinweist, dass Vokale auf die

---

[i] Am stärksten ist die Einatmung beim A, am schwächsten beim U, das dem Ausatmen am nächsten steht.

[ii] Bei allen Vokalen kann bei entsprechender innerer Haltung genauso natürlich auch eine Ausatmung bewirkt werden.

Ausatmung wirken.⁵¹ Wie sich diese Ausführungen zu der beobachtbaren Einatmung verhalten ist ein interessantes Forschungsthema. Einfach nur zu sagen «Vokale wirken auf die Einatmung», wie man es manchmal in Kursen hört, ist eine aus meiner Sicht nicht haltbare Pauschalisierung.

Beim Ausführen von Konsonanten ist das Verhältnis von Einatmung und Ausatmung weniger offensichtlich, da sie sehr differenziert in das Strömungsgeschehen eingreifen. Eine Grundtendenz zur Ausatmung im Sinne einer feinen Einatmung vor der Bewegung und einem Hineinatmen in den Bewegungsanfang ist aber spürbar. Auch diese Beobachtungen sollten im Hinblick auf den Unterschied zwischen Erzeugen und Wirken, äusserer und innerer Atmung forschend mit den Aussagen von Rudolf Steiner, dass Konsonanten auf die Ausatmung wirken, verglichen werden.⁵²

Heileurythmisches Atmen

Bei allen im vorigen Kapitel beschriebenen Übungen wird man merken, dass der Atem in der einen oder anderen Weise mitgeht – sofern man ihn nicht festhält.

Rudolf Steiner hat im Heileurythmiekurs explizit auf die therapeutische Bedeutung des Atems hingewiesen. Man solle die Atmungsänderung des Menschen, dem man helfen will, beim Eurythmisieren beobachten und ihn auffordern, diese Tendenz bewusst fortzusetzen. In der Heileurythmie müsse die Bewegung des ganzen Menschen bis in den Atem wirken. Bei jedem Menschen geschähe das anders. Das sei der umgekehrte Weg wie beim alten Orientalen, bei dem durch vorgeschriebenes Atmen der ganze Mensch beeinflusst wurde.ⁱ

Wenn man von Atem spricht, ist es wichtig, zwischen drei verschiedenen Atmungen zu unterscheiden. Bei der äusserlich wahrnehmbaren Lungenatmung hebt und senkt sich der Brustkorb und in den Alveolen füllt sich das Blut mit Sauerstoff. In der Zellatmung gibt das Blut, für uns vollkommen unwahrnehmbar und von vollkommen anderen Rhythmen geprägt, den Sauerstoff an die Zellen der Organe ab.⁵³ Beim Durchatmen

---

ⁱ Vollständiger Text aus dem Heileurythmiekurs im Anhang auf Seite 201 strömt die lebendige Seele durch den Körper und verbindet sich, geschützt vom Atem, mit dem Leben.[54] In welchen der drei Atem soll sich in der Heileurythmie die eurythmische Bewegung fortsetzen?

Es folgen jetzt einige Beispiele für die Vielfältigkeit von Atemphänomenen. Sie sind keineswegs vollständig, nicht aufs Therapeutische ausgerichtet. Sie sollen lediglich zum eigenen Experimentieren und Entdecken anregen.

Bei einer Übung wie dem Auf und Abströmen auf Seite 44 kann man verschiedene Stufen des Atmens beobachten. Wenn man nicht auf den Körper achtet und keinen Tonus aufbaut, kann man die Hände einfach auf und ab bewegen, ohne dass irgendeine Wirkung auf den Atem beobachtbar wird. Es strömt aber auch nichts. Wenn man die Übung so ausführt, dass ein Auf- und Abstrom erlebbar wird, und dabei den Atem mitgehen lässt, dann ergibt sich mit steigenden Armen normalerweise eine Einatmung, der Brustkorb hebt sich, und mit sinkenden Armen eine Ausatmung, der Brustkorb senkt sich.

Wenn man will, kann man über die Bewegung der Arme das Ein- oder Ausatmen spielerisch so verstärken, dass man das Gefühl bekommt, als bewege man die Lunge mit seinen Armen. Man kann es genauso andersherum versuchen und durch ein leicht exaltiertes Einatmen das Steigen der Arme beschleunigen und umgekehrt.[i] Als weiteren reizvollen Schritt können Sie das Gegenteil machen und dem Steigen der Arme eine Ausatmung entgegenstellen, die trotzdem das Steigen fördert, oder das Sinken mithilfe einer Einatmung führen. Das eigentliche Ziel aber wäre, dass Sie Ihren eigenen Atem vom «Atem» der Bewegung lösen. Dann erleben Sie vor sich und in sich den von den Händen bewirkten Auf- und

---

[i] Auch im Alltag kann man solche Experimente machen: Gehen Sie eine Treppe hinauf und atmen Sie davor so ein, dass sich Ihr ganzer Brustkorb und Körper weitet. Dann können Sie beim Hinaufsteigen den Eindruck bekommen, als würden Sie wie von Fallschirmseilen hinaufgezogen. Wenn Sie stattdessen dezidiert ausatmen, werden Sie sich schwerer fühlen und das Steigen als mühsamer erleben. Wenn Sie die Treppe hinunterlaufen, können Sie das Tempo der Schritte mit dem Atem steuern. Atmen sie dezidiert ein, so dass sich die Brust davon weitet, wird das Hinunterlaufen langsamer, atmen Sie dagegen aus, schneller. Sie können damit spielen wie mit einem Gaspedal.

Abstrom, im Inneren und im Rücken den Gegenstrom und als Drittes Ihren eigenen frei strömenden Atem in den Bewegungen Ihrer Lunge und im ganzen Körpergefühl. Wahrscheinlich werden Sie Ihre Lungenatmung dann voller und gleichzeitig freier erleben als auf den vorhergehenden Stufen. Der Atem wird geistig gross.

In dem Vortrag *Die Welt als Ergebnis von Gleichgewichtswirkungen*[55] geht Rudolf Steiner ausführlich auf die Rolle der Atmung ein. Er führt aus, dass wir heute die Aufgabe hätten, die Zusammenschnürung und Austrocknung des Ätherleibs zu überwinden. Durch eine Ausdehnung des Ätherleibs hätten wir die Möglichkeit, die Atmung zu verstärken und das luziferische Element als Gegenpol geltend zu machen. Wir sollten aber „nicht beim Atem stehenbleiben, wir müssen die Blutkräfte durchatmen".

Dass dabei «eine Art spirituelle Genussbedürftigkeit» entstünde, ist nach Rudolf Steiner angemessen, denn die geistigen Schöpfungen auf der Erde müssten genossen werden, es dürfe nur nicht bis zu Hochmut und Eitelkeit gehen.[56] Bei einem sich selber empfindenden Atmen könne es an der Grenze zwischen Atmen und Ätherleib zu einem Wahrnehmen der elementarischen oder ätherischen Welt kommen. Diese vermittle eine Erfahrung realer ätherischer Prozesse der Aussenwelt, die aber zu niederen psychischen Prozessen gehören und, wenn man sie zu früh erlebt, keinen richtigen Begriff von der wahren geistigen Welt vermitteln. Wenn man die ätherische Welt aber zwischen Denken und Fühlen erlebe, würden sich Weisheit und Gedanke von oben mit einer Art Scham und Dankbarkeit von unten begegnen. Das wäre die richtige Art, um sich zu geistigen Wesen zu erheben, die nur bis zum Ätherleib und nicht bis zum physischen Leib herunterkommen können.

Um der Aufforderung aus dem Heileurythmiekurs, den Atem zu verstärken, nachzukommen, können solche Ausführungen wertvolle Hinweise geben. Wenn man, wie Rudolf Steiner vorschlägt, den Atem beobachtet, und den Klienten auffordert, seine Tendenz zu erleben und bewusst fortzusetzen, geht es also nicht darum, durch den Atem zur Wahrnehmung äusserer ätherischer Erlebnisse zu kommen. Es geht um die wahrnehmende Anwesenheit in dem mit dem Atem verbundenen Gefühl einerseits und um das wahrnehmende Bewusstsein im selbstverantworteten Gegenstrom, der als gesetzmässige Äthererscheinung Träger des gedanklichen Elementes ist, andererseits.[i] Wie oben beschrieben soll und darf das zu einem feinen Genusserleben führen, weil das die Seele und mit ihr den Ätherleib weitet. Die Atmung verstärkt sich natürlich von innen und breitet sich im ganzen Menschen aus. Er durchatmet sich mit dem, was nur bis in den Ätherleib heruntersteigen kann.

HEILEURYTHMIE GROSS DENKEN

Heileurythmie

Das harmonische Zusammenspiel aller Gegensätze heisst Eurythmie. Das individuelle Wiederherstellen der Harmonie der Gegensätze bis hinunter auf die Ebene der physiologischen Prozesse und Organe heisst Heileurythmie. Sie hat im Hintergrund eine klare Struktur, indem sie die Lebenskräfte des Menschen nach dem System des Alphabets ordnet und anspricht.

Wie in der Einleitung angekündigt, wird in diesem Buch keine grundsätzliche Darstellung der Heileurythmie gegeben. Dazu besteht eine vielfältige Literatur, die teilweise auf der Website des Internationalen Forum Heileurythmie heruntergeladen werden kann.[57] Dieses Buch möchte vor allem, Fragen stellen, Denkmöglichkeiten vorstellen und Diskussionen anregen.

Wahrnehmen als Heilmittel

Die Basis für Gesundheit ist der Kontakt mit sich selbst. Wenn ich mich nicht gut fühle, dann haben mein «Ich» und mein «Mich» keinen guten Kontakt miteinander. Sie fühlen sich nicht. Dann bin ich krank, unpäss-

---

[i] Auf die Bedeutung des Unterschieds vom Mitgehen-mit-dem-Äussern, bei dem man sich selbst verliert, zum Bei-sich-Bleiben, wodurch harmonisierende Gegenströmungen wirksam werden, wurde bereits an vielen Stellen hingewiesen, u.a. in der Übung «Aufströmen – Abströmen» auf Seite 44.

lich, verstimmt. Eine Grippe sagt: „Ich versorge Dich mit Gliederschmerzen und Kopfweh. So helfe ich Dir, dass Du Dich wieder fühlst." Wenn ich den Kontakt zu meinen eigenen Impulsen verloren habe, tritt der Burnout auf.

Für einen Menschen, von dem ich mich wirklich wahrgenommen und verstanden fühle, für den tue ich alles! Ich blühe auf und bin zutiefst dankbar. Genauso ist es mit unserem Körper. Jeder Aspekt von ihm ist etwas Lebendiges, ist bewohnt, ist ein Leib eines geistigen Wesens. Auch diese blühen auf, wenn sie sich wahrgenommen fühlen. Sie erleben sich als angesprochen – und antworten!

Ein manuell arbeitender Körpertherapeut ist deshalb auf zwei Ebenen gleichzeitig aktiv. Er arbeitet mit seinen Händen, aber vor allem nimmt er mit ihnen wahr. Die Energieflüsse folgen seiner wahrnehmenden Aufmerksamkeit, die er verstärken, positionieren, richten kann. Damit beruhigt er, damit regt er an. Da die Grenzen fliessend sind, muss jeder Therapeut sorgfältig spüren, ob er noch kommunizierend arbeitet oder manipulierend, was auch möglich ist.

Bei den meisten Körpertherapien ist der Therapeut der Aktive. Der Klient hat die Aufgabe, loszulassen und zuzulassen. Er kann den Prozess unterstützen, indem er wach dabei ist, muss das aber nicht. In der Heileurythmie wird der Klient angeleitet, sein eigener Therapeut zu werden. Auch er muss zu einem inneren Wahrnehmungsprozess kommen, damit die gesundenden Kräfte sich angesprochen fühlen, aufblühen und antworten können. Das innere Hören, «Nachlauschen» und das innere Wahrnehmen, «Abfotografieren» der Lautgebärden sind deshalb etwas sehr Konkretes. Man richtet sich wahrnehmend an den Leib des Lautwesens, damit es aufblühen und seine Heilkraft entfalten kann.

Laute – Worte – Sprache

Sprechen ist mit innerer Bewegung, dem Bilden von Worten, verbunden. Jedes Wort hat seine Laute und jeder Laut hat seinen Ort. Ohne dass ich es weiss, bewege ich mich innerlich von Tierkreisort zu Tierkreisort um das Aufsteigen der Laute auszulösen und die Worte zu bilden. Worte sind bewegte Orte.

Begriffe sind Netzwerke zu andern Begriffen. Ein «Auto» ist etwas, das auf einer «Strasse» «fährt», «Räder» und einen «Motor» hat usw. Die «Strasse» ist etwas «Ebenes», «Verbindendes», «Festes» auf dem «Autos» fahren. Jeder Begriff ist aufgehängt in einem unendlich grossen Netzwerk anderer Begriffe. Von einer Sache einen anderen Begriff haben, heisst, sie anders zu vernetzen und damit anders zu denken.

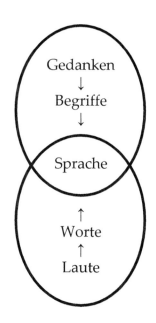

Die relativ festen Laut-Wort-Gebilde auf der einen Seite und die relativ stabil vernetzten Begriffs-Gedanken-Gebilde auf der anderen Seite gehören zu zwei verschiedenen Welten. Diese haben Gesetzmässigkeiten, denen ihre Elemente folgen müssen.[i] Die eine Welt gehört zum Seelisch-Geistigen des Menschen, die andere ist in der Welt der Leiblichkeit zu Hause.

In der Sprache werden diese so unterschiedlichen Welten miteinander verbunden. Die Verbindung ist erstaunlich labil: «Head» bedeutet in England mehr oder weniger dasselbe wie «Kopf» in Deutschland und «Testa» in Italien. Auch wenn das Körpergefühl und das seelische Empfinden in Italien, England oder Deutschland beim Aussprechen verschieden sein mag, wenn über meinen Kopf gesprochen wird – mein Kopf, ist überall derselbe![ii]

Umgekehrt können dieselben Worte Träger sehr verschiedener Begrifflichkeiten sein. Die Schweiz und Deutschland liefern eine Fülle von Beispielen:

---

[i] In der Sprachentwicklung gibt es systematische Wandlungen von Lauten innerhalb desselben Wortes, z.B. von englisch «water» zu deutsch «Wasser». Weil Laut und Wort zu derselben Welt gehören, erfolgen solche Lautverschiebungen gesetzmässig.

[ii] Im Lauteurythmiekurs beschreibt Rudolf Steiner den Zusammenhang von Wort, Inhalt und Wirkung aus einer anderen Perspektive. Um den Ausführungen in diesem Kapitel folgen zu können, ist es wichtig, Wahrheiten zunächst unabhängig voneinander ins Auge zu fassen.

«Riechen» ist Deutschland dasselbe wie in der Schweiz «Schmecken».
«Gehen» in Deutschland heisst in der Schweiz «Laufen» (langsam).
«Laufen» in Deutschland heisst in der Schweiz «Springen»(schnell).
«Wischen» in Deutschland heisst in der Schweiz «Fegen» (mit Wasser).
«Fegen» in Deutschland heisst in der Schweiz «Wischen» (mit Besen).

Die beiden Komplexe Laut/Wort und Begriff/Gedanke sind offensichtlich labil verbunden. Die Schraube, die diese beiden Schichten fest miteinander verbinden würde, gibt es nicht mehr. Sprache ist zu einem grossen Teil Konvention geworden. Ich muss selber die Verbindung herstellen und im Innern nach den Worten suchen, die das, was ich denke und sagen will, so ausdrücken, dass der andere es hören, verstehen und denken kann.[i]

Das Besondere von Sprachgestaltung und Eurythmie ist, dass hier versucht wird, Wort und Begriff nicht über die Konvention sondern über eine Wortgebärde zu verbinden. Der Schweizer Kunsteurythmist versucht, seine Wortgebärde «Fegen» so bewusst und ausdrucksvoll zu gestalten, dass es selbst in Deutschland als ein Fegen mit Lumpen, Fegbürste und Wasser und nicht als ein Fegen mit Besen und Kehrichtschaufel verstanden wird. Der Sinn des ganzen Gedichtes hängt davon ab. Er fügt dem Wort etwas hinzu, eine Eurythmie, die das oben und unten so gekonnt verbindet, dass der Begriff vom Wort aufgenommen wird. Er kommt dann nicht mehr von aussen dazu sondern von innen aus diesem heraus. Die Heilung des Wortes. Welcher Heileurythmist denkt da nicht sofort an den Kästchenkurs?[58]

Diese Ausführungen sind deshalb wichtig, weil wir als Heileurythmisten im Dialog mit der Welt stehen. Dazu müssen wir unsere Begriffe so realitätsnah wie möglich bilden. Im Lauteurythmiekurs werden die Gedanken so gebildet, dass sie die Aufgaben und Möglichkeiten der eurythmischen Kunst beschreiben. Sie beschreiben aber nicht die Welt der Sprache, wie sie sich für den heutigen Menschen darstellt. Der Heileurythmist

---

[i] Es bin nicht immer ich, der spricht und die Worte wählt. Beim Channeling, beim Predigen sucht sich das Obere seine Worte selber. Bei emotionalen Äusserungen sprechen die in meinem Körper gespeicherten Erlebnisse, Frustrationen und Ängste, das Untere.

wird sich deshalb sehr genau fragen, welche Ausführungen Rudolf Steiners im Lauteurythmiekurs zum Zusammenhang von Gedanke, Begriff, Sprache, Wort und Laut verallgemeinert und gegenüber Dritten als Tatsache dargestellt werden können und welche nicht.

Stufenleiter der Heileurythmie

Beim Entstehen einer Krankheit hat der ganze Tierkreis mitgewirkt. Der Heileurythmist hilft dem Klienten, in dieses stellenweise verknotete oder verhärtete Netzwerk an sich positiver Kräfte ordnend einzugreifen. Die Laute und Lautgebärden werden so gestaltet, dass sie vollständig zur Situation der Person passen. Man macht sich auf den Weg zum individuellen Menschen, zu seinem inneren Kosmos.

Die unendliche Vielfalt von Übungen, die dabei entsteht, kann man sich gar nicht ausdenken. Man staunt jedes Mal aufs Neue. Die Heileurythmie ist deshalb stark an das intuitive Vermögen des einzelnen Therapeuten gebunden, der dieses in der Ausbildung und während seiner Praxistätigkeit kontinuierlich schult.

Das Gebiet der Lauteurythmie lässt sich grob in drei Bereiche gliedern: Humoreske, dramatisch/lyrische Dichtung und kosmische Dichtung. Gibt es auf dem Gebiet der Heileurythmie polare Entsprechungen oder Anhaltspunkte für ähnliche Gliederungen?

Heileurythmie mit Lauten und Lautreihen

Unter dem Gesichtspunkt der Polarität von Heileurythmie und Kunsteurythmie korrespondiert die im Heileurythmiekurs gegebene und in den Ausbildungen unterrichtete Heileurythmie mit dem Gebiet der Humoreske. Die Wirkung der Humoreske besteht gerade darin, dass die Laute quasi pur erscheinen, jedoch überspitzt gezeichnet werden, um den Charakter einer Aussage zu treffen. Genauso werden die Laute in der Heileurythmie zugespitzt, auf den Punkt gebracht und verstärkt. Auch hier will man eine unmittelbare Wirkung erzielen. Die Humoreske bringt zum Lachen, die Heileurythmie bringt Gesundheit. Zwei Seiten einer Medaille!

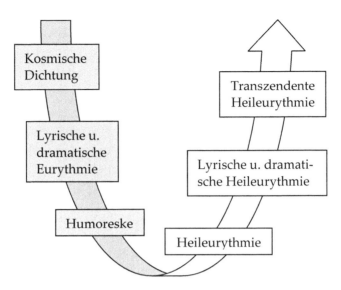

Polaritäten von Kunst- und Heileurythmie

Die Humoreske ist die körperbetonteste Form der Eurythmie. Sie bedarf der vollkommenen Beherrschung aller Charaktermöglichkeiten eines Lautes. In gewisser Weise ist die Beherrschung der Humoreske eine Grundvoraussetzung für ein freies Gestalten in anderen Bereichen der Lauteurythmie.

Lyrische und dramatische Heileurythmie

„Es wäre ja so unendlich vieles anzuführen über die Beziehungen des Hygienisch-Therapeutischen zur Eurythmie" sagt Rudolf Steiner im Heileurythmiekurs. Anschliessend beschreibt er die Weitung des Ich und Astralleibs im oberen bzw. unteren Menschen als Folge von konsonantischem und vokalischem Eurythmisieren zu einem gesprochenen lyrischen Text und dessen Wirkung auf den Organismus und auf die Charaktereigenschaften eines Menschen.[59] Ist diese Stelle vor allem eine Erläuterung spannender physiologischer Zusammenhänge oder könnte man darin auch eine erste Anregung für eine lyrische Heileurythmie sehen?

Wie in den Übungen weiter vorne mehrfach beschrieben und von Ihnen vielleicht ausprobiert, ist das bewusste Bewegen der verschiedenen Wesensglieder heute recht einfach geworden. Im Zusammenhang damit, dass sich die leibliche Konstitution geändert hat, sind bei den Menschen eine innere Orientierung und ein inneres Interesse dafür entstanden. Die bewusste ätherischen Bewegung, wie sie auf Seite 68 geschildert wird, beruht auf einem inneren Lauschen und Mitbewegen im Gedankenfeld der Zeit. Gäbe das die Möglichkeit für weitere heileurythmische Metamorphosen der lyrischen Eurythmie? Wenn ja, wie könnten solche Metamorphosen systematisch erarbeitet und eingesetzt werden?

Wo würden Sie die hygienische oder Vitaleurythmie ansiedeln? Gehört sie mit ihrem klaren Aufbau zur konkret-sachlichen Systematik des Heileurythmiekurses? Oder ist sie mit ihrem starken Bezug zum seelisch-ätherisch Strömenden bereits eine Vertreterin heileurythmischer Metamorphosen der lyrischen Eurythmie?

Die Keime für eine Metamorphose der dramatischen Eurythmie könnten eventuell in den verschiedenen von Rudolf Steiner gegebenen Visualisierungsübungen gefunden werden.[i,60] Auch das Vorwärts und Rückwärtssprechen eines Textes mit gleichzeitigem Vor- und Zurückschreiten bei schwierigen Lebens- oder Konstitutionsverhältnissen könnte dieser Rubrik zuzuordnen sein. Folgt man dieser Richtung, dann sollte bei einer heileurythmischen Metamorphose der dramatischen Eurythmie der Gedanke die Bewegung nicht nur anregen und unterstützen, er müsste selber etwas Kräftiges sein, das direkt auf die physiologischen Prozesse zielt.

Einmal, im Sommer 2013, ist es mir gelungen, einem Klienten mit einer einzigen Übung in einer einzigen Stunde beim Aufhören des Rauchens zu helfen. Der Wunsch des Klienten kam überraschend, ich war darauf nicht vorbereitet. Wir kombinierten dafür zwei Elemente: Eine freie Variation von «E im Rückwärtsschritt»[61] und das Wort «Etteragiz». «Etteragiz» ist rückwärts buchstabiert «Zigarette». Wir haben es phonetisch an-

---

[i] z.B.: „Im Herzen ist eine Wurzel, und aus dieser wachsen zwei Stämme, die durch die Beine gehen. Und er geht, indem er fühlt, dass diese zwei Stämme ihn innerlich fest machen. In diesem Gefühl 5 Minuten gehen."

gepasst zu «Ethera Giez», «ewiger Geiz» im Sinne von «ewig geizig mit Zigaretten»!

Der Klient zog folgendes Resümee: *„Die Wirkung lässt sich vergleichen mit dem, was einem in der klassischen Homöopathie mit einer Hochpotenz widerfahren kann. Einmal einnehmen, auf Dauer geheilt (das heisst vorerst für etwas mehr als 4 Monate)."* Den Übungsbeschrieb und das gesamte Feedback finden Sie in den Anmerkungen. [62,63]

Ich konnte solch einen Treffer bisher nicht wiederholen. Es bleibt ein improvisierter Einzelfall mit allen Fragen, die man daran knüpfen kann. Es kam dazu, weil mir ein Klient die Pistole auf die Brust setze und sagte: „Machen Sie!" Ich berichte dieses Erlebnis nur deshalb, weil ich die Frage habe, ob so etwas, systematischer ausgearbeitet, in die Richtung einer «dramatischen Heileurythmie» gehen könnte? Der Gedanke, verbunden mit Bewegung, wirkt!

Mantrische Heileurythmie

Viele Meditationen für Kranke hat Rudolf Steiner ohne Bewegungsauftrag gegeben und auch damit Erfolge erzielt:

> *Ich nehme meine Schmerzen von der linken Seite* (Knie)
> *Ich nehme meine Schmerzen von der rechten Seite* (Knie)
> *Ich trage sie nach oben und wandle sie in meinem Herzen*
> *Denn ich bin stark in meiner Mitte.*[64]

Wer gibt und verfasst für Patienten und Klienten heute noch Meditationen? Können solche Meditationen mit Heileurythmie verstärkt werden? Wo kann man das lernen? Wer darf das?

Was machen Sie, wenn Sie einige Tage vor einer Therapiestunde von Ihrer Klientin erfahren, ihr Vater habe sich erschossen? Er habe ihr das schon mehrfach angekündigt, sie habe viel versucht, aber vor zwei Wochen habe sie ihn in einer Blutlache liegend vorgefunden.

Ich wusste einiges von dem Verstorbenen, da die Klientin angesichts seiner Andeutungen bereits von der Situation berichtet hatte. Der Verstorbene war ein einfacher Mensch, alt und hatte sein Leben gelebt. Über Jahre hat er die Fensterläden seiner Wohnung nicht mehr geöffnet. Noch einmal umziehen wollte er nicht. Da ein Umzug wegen Abriss seiner

Wohnung durch die Wohnbaugenossenschaft unausweichlich wurde, hat er diesen Weg gewählt. Wer braucht jetzt Heileurythmie?

Rudolf Steiner gab einer Mutter, deren Sohn sich das Leben genommen hatte, untenstehende Meditation (linke Spalte). Soll ich diese weitergeben? Ich habe es der Klientin unverändert zukommen lassen, aber so ganz passte es nicht. Der Verstorbene ist nicht friedlos verzweifelt. Er hat den Zeitpunkt und die Art und Weise des Auszugs gewählt. Er war nicht jung, voll unverbrauchter Lebenskräfte sondern war schon lange dabei, Abschied zu nehmen. Also umschreiben und darauf vertrauen, dass die geistige Welt den Versuch unterstützt!

Seele im Seelenlande,	*Seele im Seelenlande,*
suche des Christus Gnade,	*Finde des Christus Gnade,*
die dir die Hilfe bringet,	*Die jedes Menschen Hilfe ist.*
die Hilfe aus Geisterlanden,	*Seine Hilfe aus Geisterlanden*
die auch jenen Geistern Friede	*bringt auch jenen Geistern Friede,*
verleiht, die im friedelosen	*die im Erdenleben*
Erleben verzweifeln wollen.	*keinen Frieden gefunden haben.*
Rudolf Steiner [65]	*Anpassung T.H.*

Ich habe mit der Klientin besprochen, ob sie in der angepassten Version die Situation ihres Vaters wiederfinden könne. Nachdem sie das bejahte, haben wir die Sätze in damit korrespondierende bedeutungsvolle Eurythmiegebärden umgesetzt. Diese wurden von der Klientin in den folgenden Wochen täglich für oder mit ihrem Vater gemacht.[i,66] Bei der nächsten Sitzung haben wir die Gegenüberstellung, die Loslösung ins Zentrum gestellt.

Für Dich			*Für Mich*		
M	-	*Verständnis*	D	-	*Standhaftigkeit*
R	-	*Beweglichkeit*	L	-	*Erfüllung*
F	-	*Neue Impulse*	T	-	*Wesen*

---

[i] Die Gebärdenfolge ist in den Anmerkungen wiedergegeben.

Danach sind wir mit unserem «normalen» Heileurythmie-Programm weitergefahren.

Ich habe auf eine bestimmte Situation wie beschrieben reagiert und sie blieb zum Glück ein Einzelfall. Aber wie ist es grundsätzlich? Kann man für oder mit einem Gestorbenen[i] Heileurythmie machen? Ist das tatsächlich eine Form von Heileurythmie[ii] oder eher eine Seelentherapie oder nur ein Unsinn, der besser nicht bekannt werden sollte?

Eurythmische Meditationen, die wie «Ich denke die Rede», «IAO», «Licht strömt aufwärts», «Standhaft stelle ich mich ins Dasein» mit minimaler Bewegung auskommen, haben alle eine Qualität, die ins Allgemeinmenschliche führen. Vera Koppehel fasst ihre Arbeiten zur Verbindung von mantrischen Worten mit Bewegungsmeditationen deshalb unter dem Begriff Sakraleurythmie zusammen, die aufgrund der Harmonisierung von Körper, Seele und Geist zu einer Tiefenheilung führe.[67] Die unbewegten Tierkreisgebärden habe ich noch nirgends als unmittelbar heilende Gebärde kennengelernt, bei den Planetenbewegungen kenne ich Versuche.

Ich vermute, dass sich heute viele Heileurythmisten damit beschäftigen, wie sie mit dem, was sie in der Eurythmie und Heileurythmie gelernt haben, in einer konkreten Situation helfen können. Angeregt durch Bekanntschaft mit Reiki, Herzarbeit und vielen anderen spirituellen Heilweisen sucht man heileurythmische Antworten zum offensichtlichen Prozess einer Spiritualisierung im Gesundheitswesen.

Aufgrund der Dreistufigkeit der Eurythmie postuliere ich eine Denkmöglichkeit oder sogar Denknotwendigkeit für eine dreistufige Metamorphose der Eurythmie ins Therapeutische. Ob man das dann Heileurythmie nennt oder nicht, ist in diesem Zusammenhang nicht relevant. Hier eröffnet sich ein weites Feld von Forschungsmöglichkeiten. Wenn wir systematisch vorgehen und zu Erkenntnissen kommen, können wir

---

[i] «Gehst orben» ist eines der schönsten Worte, die ich kenne: Man geht, um zu «orben», um Orbis zu werden. Von Orb zu Orb immer grösser werdend.

[ii] Es ist sicher keine Heileurythmie im üblichen Sinne. Die Frage ist nur, ob eine heileurythmische Metamorphose der kosmischen Dichtung in dieser Richtung denkbar oder abwegig ist.

differenzieren und Kraft entwickeln. Wenn nicht, bleibt es beim subjektiven Experimentieren. Ein ergiebiges Feld für den Streit von Meinungen.

Der frohe Herr der Welt

Das Bergwerk ist ein Bild für unseren Leib. Seine Felsen sind die Knochen, die Edelsteine deren verborgenen Kräfte, die Erze mit ihren strömenden Energien unsere Organe. In den Steinen und Kristallen leben die Wirkungen des Tierkreises, in den Metallen und Erzen die der Planeten.

Wenn wir hinabsteigen in unser Inneres und seine Gesetzte entdecken, bewundern und belauschen, werden Ätherwesen uns hilfreich ihre Hände reichen. Aus Mineralien-Orten werden Lebens-Worte.

> Der ist der Herr der Erde,
> wer ihre Tiefen misst
> und jeglicher Beschwerde
> in ihrem Schoss vergisst.
>
> Wer ihrer Felsenglieder
> geheimen Bau versteht
> und unverdrossen nieder
> zu ihrer Werkstatt geht.
>
> Er ist mit ihr verbündet
> und inniglich vertraut
> und wird von ihr entzündet,
> als wär' sie seine Braut.
>
> Er sieht ihr alle Tage
> mit neuer Liebe zu
> und scheut nicht Fleiss noch Plage;
> sie lässt ihm keine Ruh.
>
> Die mächtigen Geschichten
> der längst verflossnen Zeit
> ist sie ihm zu berichten
> mit Freundlichkeit bereit.

Der Vorwelt heil'ge Lüfte
umwehn sein Angesicht
und in die Nacht der Klüfte
strahlt ihm ein ew'ges Licht.

Er trifft auf allen Wegen
ein wohlbekanntes Land,
und gern kommt sie entgegen
den Werken seiner Hand.

Ihm folgen die Gewässer
hilfreich den Berg hinauf,
und alle Felsenschlösser
tun ihre Schätz' ihm auf.

Er führt des Goldes Ströme
in seines Königs Haus
und schmückt die Diademe
mit edlen Steinen aus.

Zwar reicht er treu dem König
den glückbegabten Arm,
doch fragt er nach ihm wenig
und bleibt mit Freuden arm.

Sie mögen sich erwürgen
am Fuss um Gut und Geld;
Er bleibt auf den Gebirgen
der frohe Herr der Welt.[i]

---

[i] **Das Bergmannslied,** Friedrich von Hardenberg (Novalis), 1772–1801

Ingenieurlied

1871 verfasste Heinrich Seidel[68] sein Ingenieurlied. «Dem Ingenieur ist nichts zu schwer» ist bis heute das Bonmot der Branche.

> Dem Ingenieur ist nichts zu schwere -
> Er lacht und spricht: "Wenn dieses nicht, so geht doch das!
> Er überbrückt die Flüsse und die Meere,
> Die Berge unverfroren zu durchbohren ist ihm Spass.
> Er türmt die Bogen in die Luft,
> Er wühlt als Maulwurf in der Gruft,
> Kein Hindernis ist ihm zu gross -
> Er geht drauf los!
>
> Die Ingenieure sollen leben!
> In ihnen kreist der wahre Geist der allerneusten Zeit!
> Dem Fortschritt ist ihr Herz ergeben,
> Dem Frieden ist hienieden ihre Kraft und Zeit geweiht.
> Der Arbeit Segen fort und fort,
> Ihn breitet aus von Ort zu Ort,
> Von Land zu Land, von Meer zu Meer -
> Der Ingenieur!

Wie liest sich das Gedicht für Sie, wenn Sie das Wort Ingenieur durch Heileurythmist ersetzen?

- Anmassend!
- Abstossend!
- Na ja, warum nicht?
- Vielleicht in 230 Jahren?
- Vielleicht besser: „Vom Meer zum Land, vom Land zum Meer?"

Das Höchste, das Grösste, das Schönste

Willst du das Höchste,
das Grösste?

Die Anthroposophie
kann es dich lehren.

Was sie willenlos ist,
tu du es wollend –

Heileurythmist! [69]

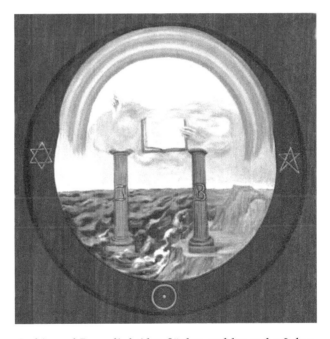

*Jachin und Boas, die beiden Säulen, auf denen das Leben
und die Erkenntnis des Ich sich fortentwickeln* [70,71]

Die Anthroposophie ist die Weisheit vom Menschen.
Die Heileurythmie ist der Mensch selbst.

Glaube

Liebe

Hoffnung

„Ich glaube, es ist an der Zeit, etwas mehr Abstand zu nehmen - nicht zur Eurythmie, nicht zu den Lauten, und nicht zu der gestellten Aufgabe, wohl jedoch zu unserem eigenen Tun und Selbstverständnis.

Es gilt, in gewisser Weise auf einen Berg zu steigen und sich zu fragen, worin das besondere Wesen der Heileurythmie eigentlich besteht und was das Künstlerische in ihr im Besonderen ist."

Peter Selg, 2011 [72]

Neu denken

In den vergangenen beiden Jahren habe ich eine Vielzahl von Aussagen und Themen gesammelt, die man immer wieder hört oder die unausgesprochen zwischen uns leben. Hier möchte ich versuchen, diese wie mit neuen Augen anzuschauen. Kann man Bekanntes neu denken?

Zuerst habe ich mir Fragen gestellt: Was sind die Ursachen für solche Ansichten? Wo werden sehr persönlich gefärbte Meinungen als objektive Kriterien formuliert? Wo sind unbewusste Denkmuster? Könnte es auch anders sein? Wo es möglich war, habe ich aktiv recherchiert und danach eigene Gedanken dazugestellt. Anschliessend habe ich versucht, eine Vision zu entwickeln, wie die mit dem Thema zusammenhängenden und vorher diskutierten Aspekte positiv aufgegriffen und ins Leben geführt werden könnten. Nicht selten war ich freudig überrascht, wenn sich das zuvor Gedachte unerwartet neu formierte oder umdrehte.

Die den Tierkreiszeichen zugeordneten Sprüche der Dichtung «Zwölf Stimmungen»[73] bilden das inhaltliche Gerüst der zwölf Kapitel. Sie sind in der Reihenfolge der beiden von Rudolf Steiner im Lauteurythmiekurs besprochenen Wege angeordnet: dem Gedankenweg vom Löwen zum Steinbock und dem Tatweg vom Krebs zum Wassermann.[74] Die 12 Kapitelüberschriften entsprechen den von Rudolf Steiners verwendeten Bezeichnungen für die Tierkreisgesten.[75] Die dem Planeten des Tierkreiszeichens zugeordnete Zeile des Spruches bildet die Überschrift der «Vision».[i] Zum Schluss wird der Spruch als ganzes wiedergegeben.

---

[i] Die Zuordnung der Planeten zu den Tierkreiszeichen finden Sie auf Seite 71

♌ LODERNDE BEGEISTERUNG

Die Heileurythmie ist eine Therapiemethode auf esoterischer Grundlage, aber sie positioniert sich nicht als solche. Das esoterischste an der Darstellung der Heileurythmie in der Öffentlichkeit ist zurzeit, dass sie sich den Mantel der Anthroposophischen Medizin gibt. Von verschiedenen Seiten, auch von erfolgreich praktizierenden Heileurythmisten, hört man Rufe nach einem neuen, unbelasteten Namen.

Sich mutig positionieren

Wenn man die öffentliche Anerkennung der Heileurythmie anstrebt, ist es wichtig, dass man nicht in die Esoterik-Ecke gedrängt wird. Wenn man nicht angreifbar sein will, reduziert man das Besondere der Heileurythmie darauf, dass die heileurythmischen Bewegungen mit den Prozessen der Organe korrelieren, dass der Klient seine Selbstheilungskräfte eigenaktiv mobilisiert und der Gesundheitszustand dadurch nachhaltig verbessert wird. Man kann auch gefahrlos sagen, dass wir mit Bewegungen nach dem System der Laute arbeiten, weil das für Aussenstehende nichtssagend ist. Wir vermeiden, den Unterschied zwischen Heileurythmie und anderen Therapiemethoden in der Art zu formulieren, dass sich das tätige Ich des Klienten mit heilenden, durch den Tierkreis wirkenden Kräften verbindet. Das ist uns zu heikel. Es weckt Assoziationen zur Astrologie, der wissenschaftliche Anspruch ist infrage gestellt.

Wir Heileurythmisten bilden unsere Gedanken am Studienmaterial der Vorträge und Angaben Rudolf Steiners. Wir erleben uns als seine Schüler und achten darauf, dass wir unsere Ideen mit Zitaten bestätigen können. Unsere inhaltlichen Erarbeitungen haben den Charakter von Etüden. Da wir gegenüber Dritten Rudolf Steiner nicht als Autorität zitieren können, entwickeln wir Transkriptionen in die Alltagssprache, die niemand vom Hocker reissen. Der gutgesinnte Aussenstehende nickt wohlgefällig, kritische Menschen bekommen keine Verbindung.

Wenn man Menschen erreichen will, muss man Begriffe gebrauchen, mit denen der andere etwas anfangen kann, und auf Erfahrungen verweisen, die der andere nachvollziehen kann. Rudolf Steiner hat fast nur ungewöhnliche und nicht konsensfähige Dinge gesagt. Und konnte trotzdem überzeugen. Schaffen wir das auch? Womit?

Ein neuer Name

Manche Heileurythmisten sind der Ansicht, dass wir mit dem Namen Heileurythmie in einer Sackgasse stecken. Um Erfolg zu haben, bräuchten wir einen anderen Namen.

Gut erinnere ich mich, als ein junger Man fast fünf Minuten auf das Schild eines Messestands starrte. Dann fragte er mich hilflos, wie er das Wort «Hei-leu…» denn lesen solle und sagte mir verschiedene Variationen, die er probiert hatte. Die für uns gewohnte Aussprache war nicht dabei. In einem anderen Fall ging es um den Eintrag «Heileurythmie» ins Schweizer Telefonbuch. Der Vertreter der Firma versuchte immer wieder, den Namen Heileurythmie auszusprechen. Obwohl ich es ihm mehrfach vorsprach, ging es ihm nicht über die Zunge. Irgendwann gab er frustriert auf.

Ein von Heileurythmisten oft vorgebrachtes Argument für eine Namensänderung ist, dass viele Menschen ungute Erfahrungen mit Heileurythmie gemacht haben. Das Thema Heileurythmie sei dann tabu, mit so etwas Lächerlichem brauche man nicht mehr zu kommen. Auch ich kenne solche Menschen. Die Kollegen, die vor diesem Hintergrund für einen neuen Namen plädieren, gehen unausgesprochen davon aus, dass sie die Heileurythmie besser vermitteln könnten und keine Irritationen entständen. Woher nehmen sie die Hoffnung, dass unter dem neuen Namen flächendeckend ein Arbeitsstil üblich wird, der positive Resonanz garantiert?

Nicht selten wird als Argument für eine Namensänderung vorgebracht, dass Heileurythmie mit Anthroposophie assoziiert wird. Eine Verbindung mit dem Begriff Anthroposophie erzeuge automatisch Ablehnung. Schon der geringste Touch davon erwecke das Gefühl von entweder fundamentalistischer Enge oder von Abgehoben-Sein. Aber ist es wirklich die Anthroposophie, die das schlechte Image hat? Könnte es auch eine Projektion sein, weil man sein eigenes Image nicht anschauen möchte?

Ein weiteres Argument ist, dass der Missbrauch des Wortes «Heil» zur Zeit des Nationalsozialismus negative Assoziationen wecke. Aus demselben Grund, wieso man Kinder heute nicht mehr auf den Namen Adolf tauft, sei ein Wort mit «Heil-» unzeitgemäss.

Dass der Name Heileurythmie unzulässig sei, weil er ein Heilversprechen abgebe, ist ein Rundumschlag von grosser emotionaler Wirkung, aber nicht zutreffend. Denn Heilberufe gibt es überall. Die begriffliche Nähe zu solchen staatlich geregelten Ausbildungsgängen und -niveaus macht allerdings verwundbar und es können z.B. bei Anerkennungsfragen Steine in den Weg gelegt werden.[i] Hier ist vor dem Hintergrund, dass Wort, Name und Begriff drei verschiedene Dinge sind, eine Gratwanderung nötig. Das ist in der Tat schwierig.

Auf der anderen Seite trifft man Menschen, die darauf hinweisen, dass die Heileurythmie ein von Rudolf Steiner geschaffenes Wesen sei, der ihm mit dieser Wortschöpfung seinen Namen gegeben habe. Eine Umbenennung sei eine spirituelle Unmöglichkeit, ein kultischer Verrat.

Den verschiedenen Wünschen nach Namensänderung gemeinsam ist die Hoffnung, damit alte Krusten und Zöpfe abwerfen zu können. Da so etwas aber nur mit Selbsterkenntnis und inneren Veränderungen möglich wäre, produzieren solche Bedürfnisse stattdessen alle möglichen Projektionen und kleiden die Argumente zur Namensänderung in immer neue Gewänder. Wiederlegen Sie eines, kommt automatisch das nächste.

Doch könnte ein neu geschöpfter Name die in ihn gesetzten Hoffnungen überhaupt erfüllen? Wie würden Sie die neue Therapieform erklären? Stünde Ihnen ein unabhängiges, aber aussagekräftiges Begriffssystem zur Verfügung, oder greifen Sie doch wieder auf die bekannten Schemata zurück? Wie verhindern Sie den Refrain: Das war früher einmal Heileurythmie?

---

[i] Als Parallelbegriff zu Heileurythmie etabliert sich zurzeit die Bezeichnung Eurythmietherapie. Im nächsten Abschnitt wird gezeigt, warum das unter begrifflichen Gesichtspunkten nicht ganz glücklich ist.

Eine Imageänderung erfolgt nicht durch eine Namensänderung. Wenn man nur den Namen ändert, ist man nachher immer noch der Gleiche wie vorher. Ohne grundsätzliche Veränderungen wird das alte Image zu 100% mitgenommen. Die Welt ist nicht dumm.

Bis in die 80er Jahre war Audi ein Sinnbild für biedere Familienwagen und Opa-mit-Hut-Autos. Heute gehört Audi in puncto Jugendlichkeit und Modernität zu den Spitzenreitern der Branche. Audi zeigt uns mit einem «Imagewandel ohne Beispiel»[76], dass so etwas auch ohne Namensänderung möglich ist.

Wie könnten wir die «Heileurythmie» zum Branchenführer der modernen Therapiemethoden machen? Was bräuchte unser «Imagewandel ohne Beispiel»? Wäre das nicht die eigentliche Frage?

Eurythmietherapie

Die teilweise Umbenennung von Heileurythmie in Eurythmietherapie im deutschen Sprachraum[i] ist eine Anlehnung an die im englischen und französischen Sprachraum üblich gewordene Bezeichnung. Dort sind «Curative Eurythmy» und «l'eurythmie curative» mehr oder weniger durchgängig in «Eurythmy-Therapy» bzw. « l'eurythmie thérapeutique » übergegangen. Auf diese Weise hat man für einen sehr grossen Sprachraum dieselbe Bezeichnung mit nur leicht divergierenden Schreibweisen. Eine international einheitliche und politisch neutrale Bezeichnung mit hohem Wiedererkennungswert: Eurythmietherapie.

Das Wort Heileurythmie ist nicht nur ein Name. Es beinhaltet auf begrifflicher Ebene den Metamorphose-Gedanken von Eurythmie in eine spezifisch umgewandelte Form, nämlich Heileurythmie. Das Wort Eurythmietherapie beinhaltet keine Aussage über eine prinzipielle Umgestal-

---

[i] Äusserer Anlass war die Akkreditierung der Heileurythmie-Ausbildung der Alanus-Hochschule als Masterabschluss. In der Schweiz wurde die Namensänderung von Heileurythmie in Eurythmietherapie nicht mitvollzogen. Auch die Website des deutschen Berufsverbandes verwendet einheitlich die Bezeichnung Heileurythmie.

tung. Es besagt in begrifflicher Ableitung lediglich: Therapieren mit Eurythmie.

Eurythmietherapien gibt es also viele: die Heileurythmie, die hygienische oder Vital-Eurythmie, die Äthereurythmie, die Eurythmie Massage, die Sakral-Eurythmie, die Chakren-Eurythmie, die Eurythmie am Acker und was zurzeit sonst noch alles am Entstehen ist, von dem wir noch nichts wissen.

Heileurythmie kann sich von den anderen Therapieformen über seinen Namen und eine klare Methodenbeschreibung abgrenzen. Eurythmietherapie verlangt von der Begrifflichkeit her eigentlich die Bereitschaft, die anderen mit Eurythmie arbeitenden Therapiemethoden als Oberbegriff unter seinem Dach zu integrieren. Dann wäre die Heileurythmie eine Fachrichtung der Eurythmietherapie.

Durchströme mit Sinngewalt

Nach einem Imagewandel ohne Beispiel, dem immense innere Anstrengungen auf vielen Ebenen vorausgingen, steht die Heileurythmie heute auf Augenhöhe mit allen Therapiemethoden der östlichen und westlichen Medizin. Sie gilt als eine Therapierichtung, die in der mitteleuropäischen Medizintradition zu Hause ist, nach einem klar definierten System arbeitet, und die Menschen nach der Zwei-, Drei-, Vier-, Sieben- und Zwölfgliedrigkeit ihres Wesens behandelt.

Der Begriff Eurythmietherapie hat sich zu einem Mutterbegriff für viele aus Eurythmie- und Heileurythmie entstandene Therapieformen entwickelt. Im gleichnamigen Dachverband werden Qualitätskriterien für diese Therapien erarbeitet und gemeinsame Kampagnen durchgeführt. Die Therapiemethoden auf der Basis der Eurythmie werden in breiten Kreisen als menschenkundlich begründeter Therapieansatz mit Erkenntnischarakter geschätzt, und von sehr verschiedenen Interessensgruppen in Anspruch genommen. Das gesellschaftliche Bewusstsein für die Potentiale der Eurythmie im therapeutischen Prozess ist dadurch stark gewachsen.

Durch den enormen Bekanntheitsgrad und die Präsenz in den Medien ist der Name Heileurythmie kein Thema mehr. Genau wie bei Nike, wo man ja auch wissen muss, wie man es ausspricht.[77]

> Durchströme mit Sinngewalt
> Gewordenes Weltensein,
> Erfühlende Wesenschaft
> Zu wollendem Seinentschluss.
> In strömendem Lebensschein,
> In waltender Werdepein,
> Mit Sinngewalt erstehe!

♍ VERNÜNFTIGE ERNÜCHTERUNG

2005 habe ich bei einem anthroposophischen Arzt eine Art Berufsberatung in Anspruch genommen. Er hat mir geraten, mir bei meinen Fähigkeiten und Erfahrungen doch einen anderen Beruf als die Heileurythmie zu suchen. Dieser Beruf habe keine Zukunft. Die Heileurythmisten ständen bei ihm Schlange und ständig kämen neue, die sich bei ihm vorstellten und darum bäten, Klienten zugewiesen zu bekommen. Er könne und wolle sie aber nicht in dem gewünschten Masse bedienen.

Heute wird nach 90jähriger Beschäftigung mit Heileurythmie intensiv nach neuen Ansätzen gesucht. Stillstand würde in der Zeit der Bewusstseinsseele zu Illusion und Krankheit führen. Aber kann man sich auf Gefühl und Wille, die das Neue ertasten und das Denken führen sollen,[i] bei den Kollegen verlassen? Zwischen «Vertiefen der Grundlagen» und «Aufbruch zu neuen Ufern» spannen sich Bögen und tun sich Abgründe auf. Kein Wunder, dass man Sorge hat, dass der Kern der Heileurythmie verloren gehen könnte.

---

[i] Vergleiche dazu die Zusammenfassung der Ausführungen Rudolf Steiners zur Bewusstseinsseele auf Seite 24

Ein Beruf ohne Zukunft

Hat die Heileurythmie als Beruf wirklich keine Zukunft? Wird sie eine Nischentherapie bleiben? Wenn doch, woher kommt der Wendepunkt? Wie sehr sind Heileurythmie und anthroposophische Medizin aneinander gebunden? Wie ist es um die Wachstumskraft der Anthroposophischen Medizin gestellt? Muss es die Heileurythmie aus eigener Kraft schaffen?

Im Jahr 2011 wurden in den anthroposophischen Listenspitälern der Schweiz mit zusammen 157 Betten über 10'000 stationäre und 4'800 ambulante Heileurythmie-Behandlungen durchgeführt.[i,78] Nicht wenige dieser Klienten setzen nach ihrer Entlassung die Behandlung an ihrem Wohnort fort. Geht es also doch?

Nach einer Mitteilung des Schweizer Berufsverbandes haben viele Mitglieder eine Auslastung von weniger als 5 Klienten pro Woche.[79] Gibt es also zu viele Heileurythmisten? Die 158 aktiven Heileurythmisten im Berufsverband Schweiz[80] sind im Vergleich zu den 1'144 Schweizer Shiatsu-Therapeuten wenig. In der Schweiz kommen auf einen Heileurythmisten 51'000 Einwohner. Man müsste sich vor Arbeit nicht retten können!

Wie ist es in Dornach und Arlesheim, der Hochburg der Anthroposophen? Haben Sie auch schön gehört, dass es hier zu viele Heileurythmisten gäbe? Im April 2014 habe ich deshalb recherchiert und festgestellt, dass die Verteilung der Heileurythmisten in der Schweiz erstaunlich homogen ist. Zumindest was das Verhältnis Heileurythmisten zu anthroposophischen Ärzten betrifft. Im Durchschnitt hat es 1,2 Heileurythmisten pro Arzt. In den Kantonen Bern und Zürich sind es zwischen 0,8 und 1,0. In der Region Dornach/Basel sind es zwischen 1.3 und 1.6, also nur 10 bis 30% über dem Durchschnitt. In dieser Region häufen sich eben nicht nur die Heileurythmisten sondern auch die Ärzte! Wenn also ein Arzt aus Baselland sagt, hier habe es zu viele Heileurythmisten, sie sollten doch woanders hingehen, dann sagt er damit ohne es zu wissen, es

---

[i] Klinik Arlesheim (bis 2014 Ita Wegman Klinik und Lukas Klinik) und Paracelsus-Spital Richterswil

hat überhaupt zu viele Heileurythmisten! Die Berufsberatung, von der ich oben berichtet habe, hatte ich übrigens in Bern, wo es nur 0,8 Heileurythmisten pro Arzt gibt!

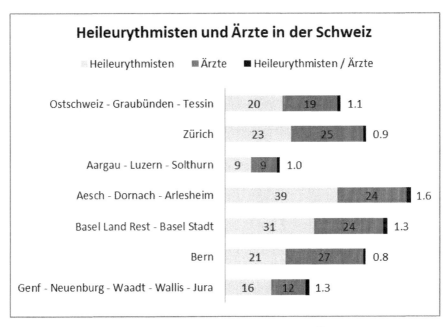

Regionale Verteilung von Heileurythmisten und Ärzten anhand der Therapeuten- bzw. Ärztelisten ihrer Verbände vom April 2014 [81]

Wer hat nun Recht: Die, welche sagen, 150 Heileurythmisten für die Schweiz sind viel zu wenig? Oder die, welche sagen, ein Heileurythmist auf einen anthroposophischen Arzt in derselben Region ist schon viel zu viel?

Auch andere Methoden anbieten?

Aus Interesse oder weil sie zu wenig Klienten haben, um davon leben zu können, bieten einige Heileurythmisten auch nichtanthroposophische Therapien an. Wenn Sie systematisch die in den verschiedenen Verzeichnissen angegebenen Webseiten anschauen, finden Sie Beckenbodentraining, Farbmeridian-Therapie, Dorn-Therapie, Rolfing, Craniosacral-Therapie, Aura-Soma, Reiki, Klangtherapie, Coaching und anderes.

Bitte machen Sie sich klar: im Vergleich zu anderen KomplementärTherapeuten ist dieses Angebot sehr klein. Dort ist es üblich, mehrere Methoden zu beherrschen und in einer Therapiesitzung Elemente verschiedener Methoden unterstützend einfliessen zu lassen. Ich erinnere mich gut an ein Gespräch mit einem Zahnarzt für systemische Zahnmedizin in Bern vor wenigen Monaten. Am Ende des Gespräches sagte er: „Interessant, was Sie da machen, Heileurythmie. Das passt zu meinem Ansatz. Und was machen Sie noch?" – Pause, ein tiefer Blick – „sonst nichts?" Damit endete das Gespräch.

Sollte ein Heileurythmist ausschliesslich Heileurythmie als Therapieform ausüben? Warum nicht ein Set von Therapiemethoden? Welchen Einfluss hat das Engagement eines Heileurythmisten in anderen Therapierichtungen auf seine Ausübung der Heileurythmie? Sollte man sich auf anerkannte anthroposophische Therapien beschränken? Wenn ja, warum?

Dass Heileurythmie-Kollegen alternative Therapien anbieten, ist eine Tatsache, drückt ein reales Bedürfnis aus und kann nicht wegdiskutiert werden. Ein „Ich verstehe nicht, warum die Kollegen das tun", ist nicht adäquat. Wenn ein Anthroposoph das nicht verstehen kann, was kann er dann verstehen?

Attraktiver werden

Die ganze Anthroposophie ist darauf gerichtet, durch Erarbeitung geistgemässer Begrifflichkeiten den Erwerb übersinnlicher Fähigkeiten zu fördern. Imagination, Inspiration und Intuition sollen von innen der Entwicklung der Sinne von aussen entgegenkommen. Solche Schritte forderte Rudolf Steiner auch vom Heileurythmisten.[82] Ob es nun direkte geistige Wahrnehmungen sind oder die Wahrnehmung des Übersinnlichen im Sinnlichen, jeder Heileurythmist wird danach suchen.

Auf dem derzeitigen Stand der Bewusstseinsentwicklung machen sich die Menschen verstärkt auf die Suche nach tiefergehenden, das Übersinnliche mit einbeziehenden Erfahrungen. An Orten, wo solche Neigungen oder sogar Fähigkeiten nicht so gefördert werden, wie es in ihr angelegt ist, kann die Seele kein Zuhause finden. Sie macht sich auf die Suche. So überrascht es nicht, dass von verschiedenen Seiten mit Befremden berichtet wird, dass unter Heileurythmisten, Studenten und an Heileurythmie Interessierten fast so etwas wie ein Hype ausgebrochen ist, bei nicht traditionellen Schulen Unterricht zu nehmen oder dort Anregungen zu holen.

Hier fangen die Sorgen an: Die Gefahr der Verführung durch scheinbar unmittelbar, magisch wirkende Methoden ist gross. Neigen Heileurythmisten, ja schon die Studenten, dazu, jedem Guru hinterherzulaufen, der übersinnliche Fähigkeiten für sich beansprucht? Ist auf die eigene Urteilskraft ausgebildeter Heileurythmisten kein Verlass? Sind sie nicht korrekt informiert oder können sie sich aus anderen Gründen kein wirklichkeitsgemässes Urteil bilden?

Wovor man sich ungeachtet real existierender Irrtumspotentiale[i] hüten sollte, ist, Dozenten, die Heileurythmie oder Elemente davon aufgrund persönlicher übersinnlicher Fähigkeiten unterrichten, zu schnell als atavistisch zu bezeichnen. Im anthroposophischen Kontext ist das eine Methode der Ausgrenzung. Die Unterscheidung, ob eine Fähigkeit atavistisch ist oder in diesem oder in früheren Leben ich-haft erworben wurde, bedarf einer Prüfung, die nicht einfach ist. Leichtfertiges oder emotionales Urteilen liegt da nahe, ist aber meist negativ behaftet.[ii]

Auf dieser Ebene bestehen naturgemäss Ängste, die Verzerrung und Panikmache nach sich ziehen.[iii] Die Sorge um den anderen oder das Gefühl,

---

[i] Ich schreibe bewusst nicht Gefahrenpotential, denn Irren ist aus übergeordneter Warte nicht gefährlich. Man muss nur die Konsequenzen tragen.

[ii] Fähigkeiten, die selbst erarbeitet sind, sind nicht atavistisch. Dazu zählen auch die Fähigkeiten, die in einem früheren Leben erworben wurden. Diese schaffen sich beim Inkarnationsprozess den nötigen Leib und treten dann als Begabungen auf. Atavistisch wäre dagegen eine Fähigkeit, die nicht selbst erworben ist, die zum überwiegenden Teil aus dem Erbstrom übernommen oder magisch von aussen implementiert wird.

[iii] Eine offensichtlich unsachliche Diskreditierung ist zum Beispiel die wiederholt gehörte Äusserung, die Eurythmie Massage stelle in Frage, dass mit Heileurythmie nicht am Körper behandelt wird. Dabei sieht sich die Eurythmie Massage erklärtermassen nicht als eine Form von Heileurythmie, sondern vornehmlich als eine Anwendung von Lautbewegungen auf dem Massagesektor. Es ist eine der vielen möglichen Formen von Eurythmietherapie. Wenn man die oben genannte Behauptung verbreitet, erzeugt man in den Zuhörern automatisch den Gedanken:

dass der Kern der Heileurythmie in Frage gestellt und gefährdet ist, wird in der Regel in den Vordergrund gestellt. Nicht ganz so offensichtlich wird zugegeben, dass es auch um das Erhalten der eigenen Existenzgrundlage geht.[i] Konkurrenz, die auf nicht akkreditierten Wegen erwächst, ist nicht unbedingt erwünscht.

Es gehört zum Wesen des Menschseins, dass der Mensch für alle möglichen Verführungen offen ist. Wer aber ist der Verführte? Der der ausschwärmt, oder der, welcher treu die Grundlagen pflegt? Das ist gar nicht so einfach zu beantworten wie man meint. Letztendlich muss man nach Rudolf Steiner fragen: Wer denkt schöpferischer und wessen Wahrheiten erweisen sich im Leben als die fruchtbareren?[83]

Was genau zieht die Menschen an? Welche konkreten Bedürfnisse stehen dahinter? Das sind Fragen, die es zu beantworten gilt, denn sie spiegeln die Realität. Auf dieser Grundlage kann, ja sollte jede Aus- oder Fortbildung überlegen, wie sie auf solche Bedürfnisse antworten möchte. Will man diese Marktstudie nicht machen und die heute gesuchten Elemente nicht ins eigene Angebot aufnehmen, dann gehört es sich, den Anderen kritiklos ziehen zu lassen und stattdessen Selbstkritik zu üben.

Wie sähe die Heileurythmie heute aus?

„Der Heileurythmist hat in dem Kursus alles Material, was er nötig hat. Es ist kaum notwendig, über das dazumal gegebene hinauszugehen. Denn wenn es in entsprechender Weise verwertet wird, dann kann es ja wirklich sehr weittragende Bedeutung haben."[84] Diese Aussage von Rudolf Steiner wird oft zitiert. Man interpretiert sie gewöhnlich in dem Sinne, dass in dem Kurs alles gesagt sei, was nötig ist. Im Prinzip könne aus dem Studium des Heileurythmie-Kurses ein vollumfängliches Verständnis der Heileurythmie gewonnen werden. Um das zu unterstreichen, hörte ich sogar, dass Ru-

---

„Nein, das geht nicht! Welche Anmassung!" Eine emotionale Regung, die Wirkung hat!

[i] Das muss nicht nur die wirtschaftliche Existenzgrundlage betreffen. Auch die geistige Existenz ist gefährdet, wenn das, was man bisher geglaubt hat, plötzlich nicht mehr gilt.

dolf Steiner gesagt habe, die Heileurythmie bedürfe für die nächsten 300 Jahre keiner Erweiterung.

Es war eine aussergewöhnliche Leistung von Rudolf Steiner, in nur sechs Lektionen ein ganzes Heilsystem darzustellen. Eine solche Darstellung ist immer eine bewusste Entscheidung für einen Stil, mit dem man durch den Inhalt geht. Vielleicht ist alles angesprochen, denn es ist immer alles in allem enthalten, und kann bei richtiger Vorbereitung durch meditative Vertiefung erscheinen. Keinesfalls aber ist alles gesagt, das ist schon technisch unmöglich.

Könnte die Aussage von Rudolf Steiner „Im Grunde genommen ist das empirische Material für diese Heileurythmie ja von mir beim letzten Ärztekurs in Dornach entwickelt worden, dargestellt worden …"[85] ein Hinweis für Ärzte sein, die immer noch mehr «Wissen» möchten? Will er sagen, dass es eben nicht um «Wissen» geht, dass es keine weitere Theoriebildung brauche, sondern dass empirisch vorgegangen werden solle, dass das System aufgrund von „was wirkt wie" weiter entwickelt werden könne?

1912 unterrichtete Rudolf Steiner in Bottmingen die Grundelemente der Eurythmie an Lory Maier Smits. 12 Jahre später gab er im sogenannten Lauteurythmiekurs eine Zusammenfassung und Erweiterung der bis dahin hinzugekommenen Elemente. Was für eine Entwicklung! Wenn sich die Heileurythmie mit Hilfe von Ita Wegmann und Rudolf Steiner 12 Jahre lang so entwickelt hätte, wie die Kunsteurythmie mit Hilfe von Marie Steiner, was wäre in dieser Zeit alles hinzugekommen und erreicht worden? Wenn Rudolf Steiner bei der Entwicklung der Heileurythmie 40 Jahre alt gewesen wäre und, sagen wir, noch 40 Jahre daran weitergearbeitet hätte – wie hätte die Heileurythmie dann ausgehen? Was erscheint vor Ihrem geistigen Auge, wenn Sie etwas Zeit und Kraft darauf verwenden? Wäre es die Heileurythmie von heute?

Schon bei den Krankenbesprechungen wird spürbar, wie freilassend einerseits und wie konkret andererseits Rudolf Steiner mit seiner Heileurythmie umgeht: Abbinden, komplexe Sprünge, bewegte Meditationen usw. Rudolf Steiner sagt selber, dass in dem Heileurythmiekurs eine Heileurythmie für leichtere Erkrankungen gegeben sei. Bei stärkeren Verkrüppelungen würde sie in irgendeiner Form modifiziert und verschärft werden müssen.[86] Man ahnt, dass vielleicht noch Welten geöffnet worden wären, aber man weiss nicht welche.

Wäre Rudolf Steiner glücklich, wenn er heute wiederkäme und sich von den Funktionsträgern erklären lassen würde, was Heileurythmie ist und was nicht?

Wieviel muss man von den noch nicht entwickelten Potentialen der Heileurythmie wissen, um Heileurythmie lebendig, d.h. sich entwickelnd, ausüben oder unterrichten zu können?

Der Geist erfasse Wesen

Die Nachwuchssorgen am Anfang des Jahrhunderts haben zu einem Umdenken geführt. Man frägt nicht mehr „Was haben wir Wertvolles zu geben und wie bringen wir es am besten an die Menschen heran?" sondern „Was suchen die Menschen heute und wie beantworten wir das aus den Ressourcen der Heileurythmie?" Die Begeisterung für diese dynamische, ihrem Wesen nach grenzenlose und begrifflich nicht vollständig abgrenzbare Therapiemethode hat seitdem enorm zugenommen.

Die verschiedenen Schulen beziehen vermehrt Dozenten unterschiedlicher Couleur mit sehr spezifischen Ausrichtungen und Fähigkeiten in die Ausbildung mit ein und helfen den Schülern, sich in diesem Angebot fundiert zurechtzufinden. Die Studenten lernen, sich in diesem vielfältigen Spektrum zu positionieren und entwickeln bewusst ihre eigenen Standpunkte, die sie auch offen kommunizieren. Durch die Verwurzelung der Heileurythmie in ihrer eigenen Realität haben exzentrische Bestrebungen, die Heileurythmie durch andere Bewegungsansätze zu substituieren, an Anziehungskraft verloren.

Heute ist die Heileurythmie in der KomplementärTherapie so integriert wie die Anthroposophische Medizin in der Schulmedizin. Hier wie dort ist man sich der Notwendigkeit von Vielfallt bewusst. Entsprechend der Situation des Klienten werden ergänzend zur Heileurythmie auch andere

Verfahren empfohlen und z.T. ausgeübt. Von den Klienten wird geschätzt, dass das Ziel des Heilens und nicht das Vermitteln einer bestimmten Methode im Vordergrund steht.

Die neuen Resonanzmöglichkeiten zwischen Alternativmedizinern und Heileurythmisten bewirken einen regen Zustrom zu dieser Therapie. In allen Ländern bieten die Versicherungen entsprechende Policen an. Die Heileurythmie hat ihren Platz in der Welt der Anthroposophischen Medizin, der Alternativmedizin und der KomplementärTherapie gefunden.

> Die Welten erschaue Seele!
> Die Seele ergreife Welten,
> Der Geist erfasse Wesen,
> Aus Lebensgewalten wirke,
> Im Willenserleben baue,
> Dem Weltenerblüh'n vertraue.
> O Seele, erkenne die Wesen!

♎ ABWÄGEN DER VORAUSSETZUNGEN DES GEDANKENS

Zwischen Ärzten und Heileurythmisten besteht ein undefiniertes Spannungsfeld mit vielfachen Schattierungen. Die Heileurythmisten erwarten mehr Zuweisungen, klarere Diagnosen, mehr Verständnis für das, was sie am Klienten erleben, keine Vorschriften, usw. Die Ärzte sind unter Druck, als richtige Anthroposphen etwas von Heileurythmie zu verstehen und sich für sie einzusetzen. Sie müssen entscheiden, wer richtig Heileurythmie macht und wer nicht, sie sollen den Heileurythmisten die entscheidenden Tipps geben und vor allem, sie sollen dafür sorgen, dass der Heileurythmist so viele Klienten bekommt, wie er gerne hätte.

Erfolge mit Heileurythmie dauern, anders als beim Einsatz von Medikamenten, länger, bis sie sich einstellen. Ihre Wirksamkeit wird selten unmittelbar evident. Stattdessen erleben die Ärzte Patienten, die schlechte Erfahrungen mit Heileurythmie gemacht haben, keine Lust drauf haben oder sich nichts darunter vorstellen können. Heileurythmie so zu empfehlen, dass sie auch aufgegriffen wird, ist eine Leistung, die nicht unterschätzt werden darf.

Wer verantwortet die Heileurythmie?

Auf der Website der Heileurythmie-Ausbildung Unterlengenhardt steht folgender Satz „Wir folgen dem Impuls von 1921, in dem Rudolf Steiner Ärzten die Verantwortung für die Heileurythmie in die Hände gelegt hat in enger Zusammenarbeit mit Heileurythmisten."[87] Bei Erna van Deventer heisst es: „Ohne eine ordentliche Diagnose vom Arzt und intensive Zusammenarbeit zwischen Arzt und Eurythmie ist keine verantwortungsvolle Heileurythmie möglich." [88] Und auf dem Heileurythmie-Diplom heisst es: „… damit hat er die Berechtigung erworben, in Zusammenarbeit mit einem Arzt Heileurythmie bei Erwachsenen und Kindern anzuwenden".

Wenn man diese Gedanken einseitig auf sich wirken lässt, dann kommt man zu der Auflassung, dass der Arzt die Hauptverantwortung für den Klienten hat. Der Arzt muss wissen, was dem Klienten fehlt, was er braucht, usw. Eine andere Folge dieser Gedanken ist, dass der Arzt dann auch dafür zu sorgen hat, dass die Heileurythmie gedeiht, dass der Heileurythmist genug Klienten hat und dass er genug verdient.

In obigen Zitaten wird «Arzt» geschrieben. Ist damit der anthroposophische Arzt gemeint? Da es unter anthroposophischen Ärzten alle Schattierungen gibt, wo ist die Grenze? Sollen auch nichtanthroposophische Ärzte Heileurythmie verschreiben dürfen? Reicht deren guter Wille aus oder muss man den Klienten vorher noch zum anthroposophischen Arzt senden? Was macht eine «ordentliche Diagnose» aus? Soll ein Heileurythmist Klienten zurückweisen, wenn er vom Arzt keine «ordentliche Diagnose» bekommt? Soll überhaupt Werbung bei nichtanthroposophischen Ärzten gemacht werden? Wie müssten solche Informationsveranstaltungen aussehen?

Jeder wahre Gedanke ist eine Frucht der Bäume der Erkenntnis und des Lebens. Oder wie Rudolf Steiner sagt, „Wenn man irgendeine Behauptung macht über Weltzusammenhänge, so ist das Gegenteil davon auch richtig. Und nur durch das Zusammenschauen der zwei ist es möglich, die Wirklichkeit zu sehen."[89] Das sollte man sich vor die Seele halten, wenn man obige Aussagen auf sich wirken lässt, sonst ist Polemik vorprogrammiert.

Mann und Frau

Schon seit den 30er Jahren des vorigen Jahrhunderts wird festgestellt, dass Ärzte und Heileurythmisten oft schwer miteinander ins Gespräch kommen.[90] Ihr Zusammenwirken lebt in einem Spannungsfeld von überpersönlichem Charakter.

Der anthroposophische Mediziner hat die Schulmedizin, die Anthroposophische Medizin und Menschenkunde studiert. Sie geben ihm die Grundlage und die Richtung für seine medizinische Urteilsbildung. Bei der Wahl der medizinischen und therapeutischen Massnahmen ist er vollkommen frei.

Der Heileurythmist hat Eurythmie studiert, als Künstler gewirkt und sich beim Heileurythmiestudium auf die von Rudolf Steiner gegebenen Übungen und die anthroposophische Menschenkunde konzentriert. Man erwartet von ihm, dass er anhand der Diagnose des Arztes und aufgrund seiner Befunderhebung die Heileurythmie Übungen sachgerecht auswählt und kompetent vermittelt.

Beide, der Arzt und der Heileurythmist, arbeiten mit verdichtetem Licht. Die aus Materie gewonnenen Arzneimittel sind Heilmittel, die aus dem in der Natur verdichteten Licht herausgelöst werden. Die heileurythmischen Übungen sind verdichtetes Licht aus der im Kosmischen gelösten Heilkraft.[91]

Anthroposophisch gesagt: Die Ärzte sind Spezialisten im Reiche Ahrimans, die Heileurythmisten sollten es im Reiche Luzifers sein. Oder noch freier: Zwischen der Medizin und der Heileurythmie besteht qualitativ eine Art geschlechtliches Verhältnis wie zwischen Mann und Frau. Mit allen Potentialen und allen Problemzonen.

Patriarchat

„Ich sende einem Heileurythmisten keine Klienten, wenn er auch nichtanthroposophische Therapieformen ausübt." – „Ich sende einem Heileurythmisten keine Klienten, wenn er Heileurythmie nach der xy-Methode durchführt." – „Heileurythmisten, die Klienten ohne ärztliche Zuweisung behandeln, sind prinzipiell verantwortungslos. Mit solchen Therapeuten sollte man nicht zusammenarbeiten und ihnen auch keine Klienten zuweisen!" Solche und ähnliche Aussagen von Ärzten hört man immer wieder. Eine Kollegin fasste das einmal so zusammen: „Wenn man von der Linie abweicht, ist man draussen."[92]

Andersherum greifen viele bekannte anthroposophische Ärzte auf die Erkenntnisse der chinesischen Medizin zurück, verschreiben Schulmedizin, wenn sie nicht sicher sind, welche anthroposophischen Heilmittel helfen, verschreiben nichtanthroposophische Therapien, machen Energieübungen mit den Patienten, praktizieren Osteopathie oder Craniosacral-Therapie, verwenden das Horoskop zur Heilmittelfindung, pendeln Medikamente aus usw. Ich denke, jeder von Ihnen kennt solche Beispiele.

Für den anthroposophischen Arzt ist das kein Problem. Er betreibt seine Praxis und die Wahl der eingesetzten medizinischen und therapeutischen Mittel in eigener Verantwortung. Das Konzept einer anthroposophisch erweiterten Schulmedizin gibt ihm vollständige Freiheit. Er hat keine prinzipielle Restriktion auf „nur-anthroposophisch". Manchmal schüttelt man über seinen Kollegen den Kopf, aber meistens schweigt man grosszügig.

Warum gibt man dem Heileurythmisten diese Freiheit nicht so grundsätzlich wie dem Arzt? Ist es wie beim Erlangen des Frauenwahlrechts dem ein jahrhundertelanger Kampf der Frauenbewegung vorausging?[i] Oder ist es wie bei den klassischen Treuevorstellungen der bürgerlichen

---

[i] Die erste moderne Kämpferin für das Frauenwahlrecht, Olympe de Gouges, wurde 1793 hingerichtet. Als erster neuzeitlicher Staat führte Wyoming 1869 das Frauenwahlrecht ein. 1893 entschieden sich die männlichen Bewohner des Staates Colorado in einer Volksabstimmung für das Frauenwahlrecht. In der Schweiz wurde das Frauenwahlrecht 1971, in Lichtenstein 1984 eingeführt.

Gesellschaften vergangener Jahrhunderte?[i] In welchem Jahrhundert leben Arzt und Heileurythmist im Bild der Geschlechterrollen?

Ein neues Rollenverständnis wäre nötig

In den Krankengeschichten, in denen die Therapieanweisungen Rudolf Steiners für Klinikpatienten dokumentiert sind, wurde von ihm 70-mal,[93] d.h. in vielleicht 15 Prozent der Fälle,[94] Heileurythmie verordnet und von Heileurythmisten durchgeführt.

Würden alle anthroposophischen Ärzte in ähnlichem Umfang, d.h. bei mindestens 15 Prozent ihres Klientenstamms, Heileurythmie verordnen, hätten die aktiven Heileurythmisten ausgesorgt und es bestünde akuter Nachwuchsmangel.

Stattdessen laborieren viele Heileurythmisten in der Schweiz mit um die 5 Klienten pro Woche.[95] Das macht den oft gehörten Ruf: „Die Ärzte könnten und sollten viel mehr Heileurythmie verschreiben, aber sie tun es nicht!" verständlich. Umgekehrt sagen die Ärzte, sie können diesen Refrain mittlerweile nicht mehr hören.

Ärzte sind ständig auf der Suche nach Heilmitteln. Wenn man etwas Vielversprechendes findet, wendet man es an und empfiehlt es den Kollegen weiter. Bei ihren Treffen tauschen sie sich darüber aus: „Was wirkt bei diesen Symptomen?" – „Wie machst du das?" – „Probier das mal!" Wäre die Heileurythmie ein so gezielt und erfolgreich handhabbares Heilmittel, wie wir Heileurythmisten es meinen oder gerne hätten, dann wäre sie bei den Ärzten längst als wirkungsvolles Heilmittel etabliert!

Bleiben wir im Bild das Mann-Frau Verhältnisses: Die äusseren Reize der Heileurythmie reichen nicht aus, um ein dauerhaftes Interesse in der Welt der Ärzte zu erzeugen. Der Appell an das väterliche Engagement des Arztes, weil die Heileurythmie Schutz braucht, um wachsen und gedeihen und sich entfalten zu können, erreicht nur einzelne Ärzte, die entsprechend gestrickt sind. Im Grunde braucht ein Mann eine Frau, die ihn in Situationen, wo er überfordert ist, führen kann, ohne dass er es merkt.

---

[i] Der Mann darf fremdgehen, die Frau soll treu sein.

Es gibt sie in der Tat, die Heileurythmistinnen, denen die Ärzte zu Füssen liegen! Aber auch hier sind es einzelne.

Spass beiseite: Das für Heileurythmisten in der Tat unbefriedigende Verordnungsverhalten der Ärzte ist sicher ein Spiegel für die Qualität der Begegnung und des fachlichen Austauschs im Einzelfall. Auf der Meta-Ebene aber ist es ein Spiegel für das unbewusste kollektive Rollenverständnis, für das neue Ideen zu entwickeln wären.

Coming Out

Als ich einmal auf der Suche nach einem Vortragenden war, hörte ich, dass dieser oder jener Arzt ein «gespaltenes» Verhältnis zur Heileurythmie habe.[96] Ich war überrascht, aber es hat mich nachdenklich gemacht. Erwarten auch Sie, wie ich damals, dass ein anthroposophischer Arzt selbstverständlich hinter der Heileurythmie steht? Verleugnet ein anthroposophischer Arzt, wenn das nicht der Fall ist, einen wesentlichen Teil der Anthroposophischen Medizin? Könnte man – um im hier gebrauchten Bilde zu bleiben – die Bevorzugung materiell gewonnener Arzneimittel gegenüber der Heileurythmie als autoerotische oder homosexuelle Neigung bezeichnen? - Ich hoffe, Sie haben Humor!

Kennen Sie anthroposophische Ärzte, die der Heileurythmie ihrer Vermutung nach verhalten gegenüberstehen? Haben diese ein gespaltenes Verhältnis zu der Art, wie die Heileurythmie heute lebt und praktiziert wird? Ist es die Idee der Heileurythmie selbst? Die Unverständlichkeit des Heileurythmie-Kurses? Können Sie mit der Art, wie Heileurythmie vermittelt wird, nichts anfangen? Oder bewegt jemand einfach nicht gerne und hält sich deshalb zurück?

Heute würde ich sagen, alle Varianten sind o.k. Aber es ist schade, dass es nicht kommuniziert wird, denn es fehlt ein wichtiger Spiegel, den die Heileurythmie für Ihre Entwicklung bräuchte. Doch das Schweigen ist verständlich. Ein Bekenntnis, dass man es als Arzt mit der Heileurythmie schwer hat, wäre ein unangenehmes Outing, das im anthroposophischen Umfeld Rechtfertigung verlangt und auch Nachteile bringen kann. So leben wir weiter in einer Grauzone und die eine oder andere Illusion bleibt unangetastet.

Wer baut die Brücke zum Klient?

Die Hoffnung der meisten Heileurythmisten ist, dass ein oder mehrere Ärzte dafür sorgen, dass sie genug Klienten haben, um von der Heileurythmie leben zu können. Aber wenn es bereits Heileurythmisten schwerfällt, nachvollziehbar und gewinnend über die Heileurythmie zu sprechen, wie soll es dann der Arzt tun? Ist es nicht zu viel verlangt, diese Überzeugungsarbeit zu leisten und damit auch Verantwortung zu übernehmen? Wird man dessen nicht irgendwann müde? Was braucht der Arzt, damit er bei Stimmung bleibt?

Heute hat ein Arzt nicht mehr dieselbe Autorität wie früher. Er kann nicht mehr etwas «verordnen» und erwarten, dass es auch gemacht wird. Er kann einem Patienten nur vorschlagen, Heileurythmie zu machen. Die Entscheidung fällt – mehr als früher – der Patient. Für potentielle Klienten gibt es aber nur wenige Informationsmöglichkeiten, wo sie herausfinden könnten, ob ihnen die Heileurythmie gefallen würde und was sie in ihrer Situation konkret bringen könnte.

Die Heileurythmie ist sehr von der persönlichen Chemie zwischen Klient und Heileurythmist sowie dessen Stil abhängig. In Informationsbroschüren und auf Webseiten wird die Heileurythmie meistens sachlich als Therapiemethode dargestellt. Selten stellt ein Therapeut seine individuelle Arbeitsweise vor. Es gibt wenig, was ein persönliches Interesse an Heileurythmie wecken und eine Beziehung zur eigenen Krankheitssituation offensichtlich machen könnte.

Wie also finden potentielle Klienten den zu ihnen passenden Therapeuten? Was könnte Heileurythmie attraktiv, trendy oder sexy machen? Oder wollen wir das gar nicht?

In Wesen erlebt sich Wesen

In grösseren und mittelgrossen Städten haben sich die zuvor verstreut arbeitenden Heileurythmisten zu regionalen Kompetenzzentren für Heileurythmie zusammengeschlossen. Dort werden die Klienten umfassend beraten und mit Heileurythmie behandelt. Die anthroposophische

Ärzteschaft kooperiert in assoziativer Form mit diesen Leistungszentren. Man pflegt einen locker geselligen Umgangston, in dem man seine menschenkundlichen Entdeckungen miteinander bespricht und sich Anregungen gibt. Eine besondere Erwartungshaltung gibt es nicht.

Die Regionalzentren bauen ein eigenes System von Fortbildungen für nichtanthroposophische Ärzte, Naturärzte, Heilpraktiker und Zahnärzte auf und behandeln deren Klienten. Durch die gemeinsam therapierten Klienten und den Knowhow-Transfer entsteht eine neue phänomenbasierte diagnostisch-therapeutische Sprache. Diese ist auch für nichtanthroposophische Ärzte und Therapeuten ansprechend und unterstützt die zunehmende Wachheit der Ärzteschaft und der Bevölkerung für Ichprozesse.

Die Ärzte, denen die Heileurythmie aus den unterschiedlichsten Gründen unzugänglich ist, haben sich in dem Bündnis: ,,Coming Out" gefunden. Als Erkennungszeichen legen sie zur Begrüssung die Hand aufs Herz. Sie sind eine muntere Gruppe und haben Spass daran, die Heileurythmisten öffentlich zu «ärgern». In der Anfangszeit weckte das kritische Verhalten dieser Ärzte Verlustängste und sie wurden ständig angehalten, sich zu rechtfertigen. Dabei meinen sie es gar nicht böse, sie standen nur zu ihren Werten, die sie für wichtig hielten, und äusserten ihre Bedürfnisse.

Mit der Zeit haben die Heileurythmisten gemerkt, dass diese Gruppierung eine für alle Beteiligten wohltuende Frische bringt. Durch den gewollt humorvollen Schlagabtausch haben die Heileurythmisten und ihre Vertreter jetzt klarere Ideen über sich selber als vorher. Ihr Verhalten untereinander wird von zunehmender Ungezwungenheit geprägt. Sie sind lockerer geworden und können offen über ihre Schwächen sprechen.

Seit die Heileurythmisten keine Scheu mehr haben, ihre individuelle Arbeitsweise begrifflich zu fassen und öffentlich darzustellen, ist die Heileurythmie zu einer auch für Aussenstehende interessanten Therapie geworden. Ihre Webseiten sind persönliche Auftritte, die Lust machen, die Unterschiede zwischen den verschiedenen Therapeuten herauszufinden und den für sich passenden Heileurythmisten herauszusuchen. Die Ärzte brauchen deshalb keine Patienten mehr zu überreden. Eine Empfehlung in der Art von „Schauen Sie doch mal, ob das etwas für Sie sein könnte …" reicht aus, dass Heileurythmie-Vorschläge individuell aufgegriffen und umgesetzt werden.

Dass man im heileurythmischen Prozess auch als Persönlichkeit wächst, wird im Umkreis der Klienten zunehmend wahrgenommen. Immer mehr Menschen wollen deshalb versuchen, ihre Gesundheits-Themen zunächst nur mit Heileurythmie anzugehen und Medikamente, wenn überhaupt, nur noch als unterstützende Begleitmassnahmen anwenden. Die Rolle des Arztes wechselt vom Verordner von Medikamenten zum Beobachter und Unterstützer des heileurythmischen Prozesses.

„… bis auf den heutigen Tag wimmelt die Brücke von Wanderern, und der Tempel ist der besuchteste auf der ganzen Erde." [97]

>   Die Welten erhalten Welten,
>   In Wesen erlebt sich Wesen,
>   Im Sein umschliesst sich Sein.
>   Und Wesen erwirket Wesen
>   Zu werdendem Tatergiessen,
>   In ruhendem Weltgeniessen.
>   O Welten, traget Welten!

♏ DER VERSTAND

Die Heileurythmie hat nicht den Erfolg, den sie sich wünscht. Und das, obwohl sich seit über 90 Jahren herausragende Persönlichkeiten mit unermüdlichem Einsatz für die Entwicklung und Ausbreitung dieser wunderbaren Heilkunst einsetzen. Es ist wie verhext. Wir arbeiten und produzieren wie verrückt und stehen trotzdem mit dem Rücken an der Wand.

Okkulte Gefangenschaft

Manfred Schmidt Brabant, ehemaliger Vorsitzender der Anthroposophischen Gesellschaft, meinte kurz vor seinem Tod, die Anthroposophische Gesellschaft könne in okkulte Gefangenschaft geraten sein.[i,98,99] Ihr geistiges Streben werde wie von Mauern zurückgeworfen. Erlebt die Heileurythmie etwas Ähnliches?

Haben wir nicht den Eindruck, dass wir viel zu geben haben, aber die Welt uns nicht aufnimmt? Dass wir in Schubladen gesteckt werden, die uns nicht entsprechen? Dass die Heileurythmie als «Medizin der Zukunft» eine besondere Mission hat, die irgendwie verhindert wird?

Wie sprengt man ein okkultes Gefängnis? Was kann man tun, wenn alles wie verhext ist?

Um eine schwierige Situation in die Hand nehmen zu können, ist es wichtig, die Ursachen in sich selber zu suchen, selbst wenn sie einem von aussen entgegenkommt. Das gilt auch für ein okkultes Gefängnis. Egal ob von Gegenmächten konstruiert oder von uns selbst erzeugt, sein Eintrittstor ist mein eigenes Inneres. Beim Bilden der Gedanken entzieht es sich der Wahrnehmung, weil wir unsere Gedanken selber hervorbringen uns unsere Gedanken normalerweise für unsere eigenen halten. Sein Nistplatz ist der gute Willen der einzelnen. Nur im guten Willen kann es sich verstecken. Von ihm nährt es seine heimliche Macht.

Wenn man den Diskussionen der Kollegen zuhört, dann sind es vor allem die ahrimanischen (technokratischen, geistverleugnenden) Gegenmächte, die gegen die Heileurythmie wirken. Aber stehen wir uns vielleicht nur selber im Weg – mit fremderzeugten Gedankenbildern, die wir mit grosser Hingabe und voll Überzeugung vertreten? Wann hätte das angefangen?

---

[i] Der Begriff okkultes Gefängnis bezieht sich ursprünglich auf Helena Blavatsky, um die nach Aussage von Rudolf Steiner eine Mauer psychischer Einflüsse errichtet wurde, so dass ihr okkultes Wissen die äussere Welt lange Zeit nicht erreichen konnte.

Doppelgänger-Phänomene

Mein Doppelgänger ist, auf einfache Art ausgedrückt, die Summe meines jetzigen und meiner vergangenen Erdenleben. So wie mein physischer Körper mir die Existenz auf der Erde ermöglicht, so bildet mein Doppelgänger meine Existenzgrundlage im Geistigen. Er ist das, was ich geworden bin. Wenn Gewordenes sich verändern soll, entstehen Ängste, im Fall des Doppelgängers Existenzängste.

Der Doppelgänger entzieht sich dem Bewusstsein. Ein blosses Ans-Licht-Ziehen des Doppelgängers, des eigenen Schattens, erlebt man als einen Angriff auf sein Ich. Spricht man bei einem Menschen kritische Eigenschaften an, in denen man das Wirken des Doppelgängers zu spüren vermeint, dann antwortet nicht mehr der Mensch, dem man das sagen möchte. Der Doppelgänger erhebt sich und antwortet selber. Und zwar heftig. Er tut alles, damit er nicht vom eigenen Selbst erkannt wird.[i]

Hat die Heileurythmie einen Doppelgänger? Ist so etwas überhaupt möglich? Wenn ja, woraus bildet er sich? Wäre er aus dem eigenen Wesen der Heileurythmie gebildet, von dem was sie will und erlebt hat? Entsteht er durch besondere Ereignissen in der Geschichte der Heileurythmie und der seelisch-geistigen Substanz darin involvierter Menschen?[ii,100] Oder bildet er sich kollektiv aus den Doppelgänger-Elementen aller Menschen, die sich mit der Heileurythmie verbunden fühlen?

Kann sich der Doppelgänger eines in einer Gruppe inkarnierten Wesens genauso gut verstecken wie der eines Individuums? Kann er genauso empfindlich, genauso panisch, genauso wütend werden? Kann auch er unbewusste Gewohnheiten und Macken haben, die so tief in den Gewohnheiten verankert sind, dass man sie für normal, für die Ich-Identität hält?

---

[i] Ich kenne Menschen, die ihre Kinder schlagen und sagen: „Mir hat es auch nichts geschadet, dass ich geschlagen wurde."

[ii] Dafür spräche z.B. die Meinung von Lasse Wennerschou: „Der Impuls, der 1930 in die Heileurythmie hereinkam, ist ein trennender gewesen, und er wirkt weiter, wenn wir ihn nicht erkennen. In der kurzen Geschichte der Heileurythmie war er oft wirksam."

Auf der anderen Seite ist der Doppelgänger die Quelle unserer Potentiale. Ohne ihn würden wir uns nicht entwickeln. Ist es doch gerade die Überwindung unserer Gewohnheiten, Ängste und Projektionsvorstellungen, die uns als Persönlichkeit wachsen lässt. Wünschen wir der Heileurythmie ihren Doppelgänger also nicht weg. Erkennen wir seine Facetten, gehen wir darauf zu und entwickeln wir ihn weiter. Machen wir die Heileurythmie zu einem Heilberuf mit Persönlichkeit!

Gehirnwäsche

Was geschieht, wenn den Besuchern anthroposophischer Fortbildungen und Tagungen von Tag zu Tag, von Jahr zu Jahr, bei jeder Begegnung, bei jedem Vortrag von hochqualifizierten Dozenten dieselben anthroposophischen Gedanken vorgetragen werden, die den meisten Anwesenden bereits bekannt sind?

Die übliche Begründung ist, dass einige der Zuhörer diese Begriffsbildungen noch nicht kennen und erst in diese eingeführt werden müssten, um folgen zu können. Wahrscheinlich nimmt man sich unbewusst Rudolf Steiner zum Vorbild, der in einer Vielzahl von Vorträgen bestimmte Elemente immer wieder vorbrachte, um dem Publikum seine damals grundsätzlich neue Anschauung vom Menschen und der Welt nahezubringen. Doch Achtung! Wenn man dieselben Gedanken immer wieder wiederholt und der Zuhörer sich in seinem Innern nicht wehrt, treten die Effekte einer unbewussten Gehirnwäsche ein, unabhängig davon, welche Absichten man damit verbindet.

Und wie verhält es sich, wenn in Heileurythmie-Fortbildungen wieder und wieder gefragt wird: „Worauf wirken die Vokale?" – „Was macht das E?" – „Wie wirken die Seelischen Übungen?" und die Teilnehmer rufen zurück: „Auf die Ausatmung!" – „Es fixiert das Ich im Ätherleib!" – „Auf dem Umweg über den Ätherleib" usw. --- Wie wirkt das auf Sie?

In Heileurythmie-Fortbildungen geschieht es erstaunlich oft, dass ein Dozent ein Beispiel schildert und dann fragt, welche Laute hier gebraucht würden. Dann kommt ein Potpourri an Antworten, solange, bis das Richtige getroffen wurde. Es entsteht der Eindruck, dass die Kursteilnehmer in ihren Erinnerungen und ihrem Begriffsschatz graben, um zu erraten, was der Dozent jetzt für angemessen findet. Als Belohnung bekommt man ein Ja vom Dozenten. Vor allen anderen.

Wenn Sie als ein nichtanthroposophischer, an sozialdynamischen Phänomenen unserer Zeit geschulter Beobachter an solchen Veranstaltungen teilnähmen, was wären Ihre Schlüsse? Werden hier Gedanken gebildet und die Intuition geschult oder doch nur Erinnerungen abgerufen und Vorstellungen verfestigt? Ist auf diese Weise «Gelerntes» wirklich geeignet, die Heileurythmie nachvollziehbar und überzeugend weiter zu vermitteln?

Es hört doch jeder nur, was er versteht [101]

Jede Erfahrung von Verbundensein, in welcher Form auch immer, ist das Erlebnis von Glück. Das Denken und die darauf gegründete Erkenntnis verbinden das Innere des Menschen mit dem Umfassenden, ob es nun die Natur ist oder geistige Inhalte betrifft. Darum kann auch Denken glücklich machen. Ein Hofnarr würde das natürlich anders formulieren. Er würde sagen: Denken ist Glückssache!

Das ist nicht ganz falsch, denn alle von uns erarbeiteten Begriffe haben die Eigenschaft, sich festzusetzen und noch nicht erarbeitete Begriffe nicht zuzulassen. Sie erscheinen dem Bewusstsein als untrüglich richtig und bekommen sogar Wahrnehmungscharakter. Sie alle kennen in der einen oder anderen Form die Erfahrung, dass man zum Beispiel ein Taschentuch in einem Baum von weitem leicht für einen Vogel halten kann. Man «denkt» dann nicht nur, es ist ein Vogel, man sieht ihn sogar. Denken ist also auch gefährlich!

So kann es zum Beispiel vorkommen vor, dass Sätze von Rudolf Steiner genau das Gegenteil von dem beinhalten, als wie sie gewöhnlich interpretiert werden. Hier ein Beispiel aus dem heileurythmischen Zusammenhang:

Auf Seite 75 habe ich beschrieben, dass die Bewegung eines Menschen laut Rudolf Steiner bis in den Atem wirken und der Klient die beim Eurythmisieren auftretende Atmungsänderung bewusst fortzusetzen und verstärken soll. Das wirft Fragen auf, geht aber, wenn man mit einem vordenkenden Willen liest, eindeutig aus den Ausführungen Rudolf Steiners hervor.[i]

Liest man eher nachdenkend als vordenkend[ii], bleibt man an der von Rudolf Steiners deutlichgemachten Abgrenzung gegenüber den Praktiken der alten Orientalen hängen. Dann richtet sich der Fokus darauf, was zu vermeiden ist, und wendet sich nicht an das, was anzustreben ist.[102] Ich kenne keine Stelle, wo das heileurythmische Atmen behandelt wird. Von Angelika Jaschke gibt es eine sehr präzise gefasste Umwandlungsreihe des eurythmischen Lautes zum Heilmittel:

Wie wird aus dem eurythmischen Laut ein heileurythmisches Arzneimittel? [103]

1. *Der Tier- und Planetenkreis als Quelle der Eurythmie-Bewegung.*
2. *Die Lautgebärde in ihrer räumlichen, zeitlichen und seelischen Differenzierung.*[iii]
3. *Die Eurythmiefigur als Abbild der ätherisch-eurythmischen Bewegung in der vierten Dimension.*
4. *Die Einbeziehung der unteren Gliedmassen als direkte Einwirkung auf den Stoffwechsel-Menschen und im Weiteren auf das rhythmische System.*
5. *Die Wiederholungen zur Entfaltung der aufbauenden Kräfte des Ätherleibs und Temposteigerungen für die direkte Ich-Wirkung auf den Ätherleib.*
6. *Das «Abfotografieren» und «geistig-seelisches Hören» als Stufen der Imagination und Inspiration im Tun.*
7. *Die vier Pausen der Heileurythmie* [iv] *um die Heilungsprozesse in den Sphären der Planeten- und Tierkreiswelt zu ermöglichen.*

(Zusammenfassung von T. H. in eigenen Worten)

---

[i] Den Originaltext finden Sie im Anhang auf Seite 200.

[ii] Auf die veränderte Rolle des Denkens im Zeitalter der Bewusstseinsseele wurde in den Abschnitten «Auf den Bahnen des Willens …» und «Vordenken und Nachdenken» (Seite 24 und 26) ausführlich hingewiesen.

[iii] Räumlich: Zahn-, Lippen-, Gaumenlaute. Zeitlich: Stoss-, Wellen-, Blase-, Zitterlaute. Seelisch: Vor- und Nach-Tingierung.

[iv] Nach jeder Übung, nach der Therapiestunde, durch die Nacht, zwischen zwei Therapieblöcken.

Es wäre naheliegend, die bewusste Fortführung der Atmung als Stufe 7 einzuordnen und die vier Pausen als Stufe 8. Das würde dem Erleben als Septim und Oktav sehr entsprechen.

Warum wird das von Rudolf Steiner vorgeschlagene Fortführen und Verstärken des Atmens in der Heileurythmie-Bewegung nicht besprochen? Vermeidet der Heileurythmist instinktiv, Luzifer zu direkt zu begegnen? Auch ich habe diese Textstelle lange Jahre als *„in der Heileurythmie macht man keine Atemübungen"* gelesen. Erst als ich lernte, mit den Klienten intensiver in die Laute hineinzugehen und dabei zu beobachten, wie sich mein und ihr Atem veränderte und die Gestalt ergriff, hat sich mein Blick auf diese Textstelle geändert. Heute ist mir vollkommen unverständlich, wie ich sie je anders lesen konnte, aber man darf nicht vergessen: Der Schlüssel für das richtige Denken ist die Wahrnehmung. Sonst macht sich ein anderer Gedanke breit, der Vogel statt das Taschentuch.

Das Problem beim Denken ist, dass es sich der Kontrolle des Gewissens mehr entzieht, als man sich gemeinhin bewusst macht. Denn letztendlich denkt jeder, was er will und gerade die scheinbar objektivsten Gedanken sind oft die persönlichsten und subjektivsten. Nur darum verteidigt man sie auch so vehement! Also Aufhören mit Denken? Nein, das wäre Aufhören mit Werden!

Im Werden verharret Wirken

Die mit der Heileurythmie verbundenen Menschen haben erkannt, dass die Heileurythmie ein ringendes, sich entwickelndes Wesen ist. Die Heileurythmisten sind sich bewusst, dass sie existentielle Ängste haben, wenn es um Heileurythmie-Selbsterkenntnis und -Selbstveränderung geht. Der Glaubenssatz «ich bin o.k.» ist gut und psychologisch wichtig, und trotzdem wird daran gearbeitet, die Heileurythmie fortwährend zu entwickeln und nichts so zu lassen, wie es war. Wir haben den Mut entwickelt, unsere Schwächen zu zeigen, und gelernt, um Hilfe zu bitten.

Wir haben erkannt, dass man clever sein muss, wenn man seinen Gegenspielern im eigenen Inneren gewachsen sein will. Brüderlich helfen wir uns aus unseren Verstrickungen, wohl wissend, dass jeder von uns sich in jedem Augenblick neu verstricken kann und irgendwie auch wird. Wir haben gelernt, dass, wo sich zwei Dinge widersprechen, es das höhere umfassende Dritte gibt. Auf dieser Ebene schreiten wir weiter. Beweglichkeit ist unser neues Ideal geworden.

Die Möglichkeit, dass sowohl Wahrnehmungen als auch Textstellen von Rudolf Steiner durch bereits erarbeitete Begriffe verzerrt oder falsch interpretiert werden können, wird sehr ernst genommen. Darum wird der anthroposophische Begriffsapparat jetzt vor allem dazu benutzt, die Augen zu öffnen. Je mehr gesehen wird, umso besser.

> Das Sein, es verzehrt das Wesen,
> Im Wesen doch hält sich Sein.
> Im Wirken entschwindet Werden,
> Im Werden verharret Wirken.
> In strafendem Weltenwalten,
> Im ahndenden Sich-Gestalten
> Das Wesen erhält die Wesen.

♐ DER ENTSCHLUSS [i]

Die Beschäftigung mit dem Werk Rudolf Steiners und insbesondere mit den Inhalten des Heileurythmiekurses wird als wichtiger Faktor dafür gesehen, dass die Heileurythmie weiter gedeihen kann. Wenn sich genügend Heileurythmisten und Ärzte zusammenfinden, um die Aussagen Rudolf Steiners zu vertiefen, sollte die Heileurythmie-Bewegung doch

---

[i] Auch: Der Gedanke, der sich in die Wirklichkeit umsetzten will.

endlich den Schwung und die Tiefe bekommen, die dem Wesen der Heileurythmie gerecht wird.

Damit man vom Vertiefen zum Vorwärtsschreiten kommt, braucht es ein inneres Umschalten. Der Schütze muss sich gründlich verankern, dann aber muss er sein Geschoss loslassen und es frei dahinfliegen lassen. Aber gleich so frei, dass man nicht mehr sieht, woher es kommt? Besteht die Gefahr, dass Rudolf Steiner von der Entwicklung der Heileurythmie getrennt werden könnte?

Vertiefen, Vertiefen – Vertiefen?

Der Mensch der Erkenntnis muss nicht nur seine Feinde lieben, sondern auch seine Freunde hassen können. ...

Man vergilt einem Lehrer schlecht, wenn man immer nur der Schüler bleibt.

*Und warum wollt ihr nicht an meinem Kranze rupfen? Ihr verehrt mich; aber wie, wenn eure Verehrung eines Tages umfällt? Hütet euch, dass euch nicht eine Bildsäule erschlage!
...*

Nun heisse ich euch, mich verlieren und euch finden; und erst, wenn ihr mich alle verleugnet habt, will ich euch wiederkehren.

Friedrich Nietzsche [104]

Die Angaben Rudolf Steiners beruhen auf dessen hellsichtiger Forschung. Seine Ausführungen im Heileurythmie-Kurs und in anderen Texten und Vorträgen stehen in einem inneren Zusammenhang, der sich gedanklich nachvollziehen lässt. Das Nachdenken und Zusammendenken dieser Stellen befruchtet das heileurythmische Tun und Verständnis.

Aber ist es nicht seltsam, wenn man einen knapp hundertseitigen Text immer wieder und über Jahre liest und fordert, dass er auch von anderen noch mehr gelesen und vor allem besser verstanden würde? Heisst das, dass das menschenkundliche Instrumentarium für diese Therapie nach 80 Jahren vereinten Studiums immer noch nicht griffig erarbeitet ist? Wenn doch, warum studiert man ihn wieder und wieder? Wenn nein, woraus schöpft man die Hoffnung, dass es heute besser gelingt als bisher?

Wir haben Dozenten, die ihre Materie sicher beherrschen. Gehen wir davon aus, dass sie Vordenker sind. Aber wie bekommen sie ihre Studenten dazu, über das von ihnen Vorgedachte jetzt nicht wieder nachzudenken, sondern selber vorzudenken. Wie überprüfen sie, ob der Unterricht diese Qualität erreicht?

Die Gespräche in unseren diversen Arbeitsgruppen zum Heileurythmie-Kurs zeigen, dass sehr viel geraten wird. In anderen Worten: man legt sich zurecht, was Rudolf Steiner gemeint haben könnte. Und zwar jeder ein bisschen so, wie er es versteht. Weckt gerade das wieder den Ruf nach mehr Vertiefung? Dann wären wir einem Teufelskreis in die Falle gegangen!

Drückt sich in dem Ruf nach der nötigen Vertiefung eine versteckte Unzufriedenheit mit den Kollegen aus? Woher nimmt man dann die Überzeugung, dass gerade das wiederholte Studium des Heileurythmiekurses dem Abhilfe schaffen würde?

Beinhaltet der Wunsch nach Vertiefung auch, dass die menschenkundlichen Begriffe mit den zugehörigen Wahrnehmungen ergänzt werden? Sonst ist das Resultat, egal wie raffiniert erarbeitet, nicht Welterkenntnis sondern Glaube, Traum oder Illusion. Die Heileurythmie wird auch dann noch wirksam sein. Durchsetzungskräftig wird sie so aber nicht.

Vertiefen ist so etwas, wie einen Brunnen bauen, um zum Wasser des Lebens, zu den Quellen des Wissens vorzudringen. Aus einem tiefen Brunnen sieht man sogar tagsüber die Sterne. Aus jedem Brunnen allerdings andere. Wenn man im Brunnen einen Bogen spannt und einen Pfeil abschiesst, dann legt dieser keine Strecke zurück. Im Gegenteil, er wendet und fällt auf mich zurück.

Trennen Sie die Heileurythmie nicht von Rudolf Steiner!

Manche Heileurythmisten möchten die Heileurythmie gerne unabhängig von der Anthroposophie als eine Therapiemethode vertreten, die für sich selber spricht. Sie meinen, dass man mit dem Bezug auf Rudolf Steiner Leute eher verschreckt, als dass man sie gewinnt. Andere dagegen warnen, dass die geistige Quelle nicht verleugnet werden dürfe. Rudolf Steiner und die Anthroposophie müssen genannt werden, wenn man über die Heileurythmie referiert. Denn die Heileurythmie ist Träger der anthroposophischen Mission.

Worin besteht das spezifisch Anthroposophische der Heileurythmie? Sind ihre Elemente nicht so in der Menschennatur vorhanden wie Zucker und Eiweiss in unserem Körper? Könnte die Heileurythmie tatsächlich als eine rein empirische Tatsache ohne Rückbezug auf ihren Geburtshelfer vermittelt werden?

Alle Physiker arbeiten mit dem newtonschen Gravitationsgesetz und tausend anderen Gesetzen. Als Wissenschaftler kennen und schätzen sie die Leistungen ihrer Entdecker. In ihrer Arbeit und in ihren Vorträgen sprechen sie nur über die Gesetze und gerade nicht über die Erfinder.

Jedes Kind muss sich irgendwann einmal von Vater und Mutter lösen und selbständig werden. Sonst wird seine Ich-Entwicklung gestört oder verhindert. Was wäre Rudolf Steiner wichtiger? Dass die Heileurythmie sich in der Welt durchsetzt und nach heileurythmischen Grundsätzen gearbeitet wird oder dass sein Name genannt wird?

Wie verhält sich das zur Mission der Heileurythmie? Indem die Heileurythmie mit dem zwölf-, sieben-, vier-, drei-, zwei- und eingliedrigen Menschen, also mit dem kosmischen Menschen in seiner Totalität arbeitet, könnte gerade sie zum Augenöffner für das Geistige in der Welt werden. Wenn die Heileurythmisten das zu Ihrer Sache machen könnten, würde die Heileurythmie zum Türöffner und zur Speerspitze der Anthroposophie. Ohne jede Einschränkung und voll an der Seite von Rudolf Steiner!

Modelle für eine Physiologie der Zeit

Auszug aus einer Email: *„Wir (die Heileurythmisten) haben nicht die Kompetenzen so eine erweiterte Physiologie, die medizinisch relevant sein sollte, zu entwickeln. Die Heileurythmie wurde den Ärzten gegeben, um ihnen dabei zu helfen, so eine erweiterte Physiologie zu entwickeln, die dann für die weitere Entwickelung der Medizin massgebend sein sollte. Es gehört jetzt zum Karma des Berufes anzuerkennen, dass dies von den Ärzten bis zum heutigen Tage* *nicht unternommen wurde, auf Kosten der Heileurythmie, wie auch der Anthroposophischen Medizin."*[105]

Bedeutet der Satz, Rudolf Steiner habe die Verantwortung für die Heileurythmie in die Hände der Ärzte gelegt,[106] dass es ihre Verantwortung wäre, das System der anthroposophischen Medizin zu einer bewegten Physiologie weiter zu entwickeln oder ihr eine solche zur Seite zu stellen? Ist das der Grund dafür, dass er sich 1922 weigerte, den Ärzten den Wunsch zu erfüllen, ihnen die Heileurythmie im medizinischen Begriffssystem weiter auseinanderzulegen?[107] Verbindet er deshalb die einzelnen Elemente des Heileurythmiekurses nur rudimentär durch ein begriffliches System? Ein Lehrer darf einem Schüler nicht alles vorsagen, irgendwann muss dieser selber schöpferisch werden. War das ein solcher Versuch?[i]

Der Arzt Broder von Laue führt aus, dass das „System der Heileurythmie im kritischen Dialog von Ärzten und Heileurythmisten bisher nicht genügend ergriffen worden ist." Dadurch bestehe die Gefahr, dass der individuelle Heilweg des einzelnen Patienten überbetont werde und die systematische Therapie der Krankheit in den Hintergrund träte. Er beschreibt auch, wie die Angaben Rudolf Steiners teilweise unverständlich sind: „Die Wirkung von Konsonanten und Vokalen wird in anderen Vorträgen Rudolf Steiners entgegengesetzt beschrieben. … Noch ist von allen befragten Heileurythmisten und Ärzten keine befriedigende Erklärung gefunden worden."[108]

Die wenigen forschenden Ärzte ergeben sich der Wahrheits-Verpflichtung[109] der Anthroposophie. Sie suchen nach *dem richtigen* Verständnis der Heileurythmie-Angaben, nach *der wahren* Physiologie für Heileurythmie. Der einzige mir bekannte umfassende Versuch einer Physiologie der Heileurythmie blieb ohne durchschlagende Resonanz.[110] Auffällig ist, dass alle Versuche einer heileurythmischen Physiologie

---

[i] Könnte es eine der grossen Aufgaben Rudolf Steiners gewesen sein, die Medizin und mit ihr die Wissenschaft wieder aus der Intellektualität herauszuführen, in die sie durch ihre Schulung an den Lehren Aristoteles' am Beginn der Neuzeit hineingeführt wurde?

beim Studium der Texte von Rudolf Steiner ansetzen? Wo er doch selber von einem empirischen System spricht!

Wenn es so ist, dass die Heileurythmie in die Hände der Ärzte gelegt wurde, damit sie eine Physiologie der Zeit entwickeln, und sie schaffen es nicht, wäre es dann nicht in der Verantwortung der Heileurythmisten, ihnen dabei zu helfen? Könnten sie gemeinsam eine taxonomische oder phänomenologische Ordnung beobachtbarer heileurythmischer Gesetzmässigkeiten erstellen und fruchtbar machen? Wo bleiben die Linnés[i] und Goethes der Heileurythmie?

In der Praxis entwickelt heute fast jeder Heileurythmist sein eigenes Verständnis, seinen eigenen Stil, sein eigenes Erkenntnis-Modell, mit dem er arbeitet. Könnten wir nicht auch bei der Suche nach einer Physiologie der Heileurythmie endlich davon abkommen, *das wahre* System zu suchen, sondern vielmehr klare griffige Modelle nebeneinanderstellen, mit denen sich die Heileurythmisten je nach persönlichen Neigungen verbinden oder daraus auswählen können? Würde das vorprogrammierte Scheitern an einer umfassenden Zusammenschau Steinerscher Angaben dann endlich der Fruchtbarkeit gewagter Beschränktheit weichen?[ii,111]

Im Sterben erreift das Weltenwalten

Immer mehr Heileurythmisten schwärmen aus, um möglichst viele Erfahrungen zu machen, was heilt und was nicht heilt. In ihrer eigenen heileurythmischen Arbeit beobachten sie alle nur denkbaren Phänomene, argumentieren überzeugend und können stolz auf Ihre Erfolge verweisen.

---

[i] Carl von Linné, schwedischer Naturforscher, der mit dem Ziel, "jedem Ding den ihm eigentümlichen Namen [zu]geben …, denn wenn der Name verloren geht, ist auch die Kenntnis des Objektes verloren," die Grundlagen der modernen botanischen und zoologischen Taxonomie schuf.

[ii] Ricardo Torriani hat mit seinen Arbeiten zur menschlichen Konstitution als erster ein System aufgestellt, das heileurythmische Kriterien aus einem streng dualen Blickwinkel formuliert. Seine Methoden zur Therapiefindung werden vorwiegend in Kursen weitergeben, eine umfassende Publikation gibt es (noch) nicht.

Da sie die Phänomene zunehmend selber sprechen lassen, nimmt der Eindruck, die Heileurythmie sei eine Glaubenssache, ab.

Aus ihren Studien kennen sie die Texte von Rudolf Steiner genau und lassen sich von ihnen beim Interpretieren ihrer Erfahrungen inspirieren. Die Ergebnisse werden in zahlreichen Forschungsgruppen gesammelt, systematisiert und veröffentlicht. Konkurrierende Systeme werden nicht mehr gegeneinander ausgespielt oder ignoriert sondern erprobt und diskutiert. Neues Kriterium wird die Stimmigkeit eines Systems in sich selber, nicht dessen Begründbarkeit.

Auf diese Weise ist es gelungen, die verschiedenen Konzepte topologisch zu ordnen und den Heileurythmie-Schülern eine Landkarte der Heileurythmie anzubieten, in der sie sich systematisch bewegen können. Statt Pro und Kontra zu diskutieren, diskutiert man über methodische Mittel, Erkenntnistiefe, Ansatzorte im Klienten usw. Mit Hilfe dieser spannungsreich diversifizierten Konzepte und deren Systematisierung in ein System von Herangehensweisen ist die Heileurythmie nicht mehr nur eine Methode. Sie ist zur Phalanx[i] geworden.

> Das Werden erreicht die Seinsgewalt,
> Im Seienden erstirbt die Werdemacht.
> Erreichtes beschliesst die Strebelust
> In waltender Lebenswillenskraft.
> Im Sterben ergreift das Weltenwalten,
> Gestalten verschwinden in Gestalten.
> Das Seiende fühle das Seiende!

---

[i] Als Phalanx wird eine dichtgeschlossene, lineare Kampfformation schwerbewaffneter Infanterie mit mehreren Gliedern bezeichnet. Im griechischen Altertum leitete die Phalanx den Übergang von Einzel- zu Formationskämpfen ein.

♑ AUSEINANDERSETZUNG DES GEDANKENS MIT DER WELT

„Eine gezielte und koordinierte Beforschung der AMH[i] ist im Hinblick auf die Existenzsicherung der Anthroposophischen Medizin im modernen Gesundheitssystem notwendig, da diese Therapien zentrale Elemente der Anthroposophischen Medizin darstellen, aber wissenschaftlich bisher noch ungenügend untersucht sind."[112]

„Im Gegensatz zu ihrem über 90-jährigen therapeutischen Erfahrungsschatz ist ihr Bestand an wissenschaftlich anerkannter Erkenntnis noch sehr anfänglich."[113]

Distanz zur Forschung

Wenn man sich die bestehende Heileurythmie-Literatur anschaut, ist ein grosser Teil davon allgemeine Einführungen für Laien, Berichte über Tagungen und Fortbildungen, Vertiefungsliteratur zum Verstehen von Steinerangaben, Handbücher oder Aufsätze zur Anwendung von Übungen, mehr oder weniger persönlicher Erfahrungsberichte, geschichtliche Darstellungen oder allgemeine Einführungen in die Heileurythmie. Man erlebt, wie intensiv darum gerungen wird, das von Rudolf Steiner Gegebene zu verstehen.

Im Wissenschaftsbereich findet diese Literatur keine Anerkennung. Dort stellt man fest: *„Rudolf Steiner hat die Heileurythmie vor allem als Anwendung eines Heilmittels gelehrt. … Auch in wichtigen Werken zur Heileurythmie … liegt der Schwerpunkt auf der praktischen Handhabung und der … persönlichen Erfahrung, weniger darauf, einen Wahrheitsbeweis zu erbringen."* Man frägt *„Was macht „Wissenschaft" vielen Therapeuten so fremd?"*, argumentiert, *„dass wissenschaftliche und therapeutische Haltung zusammengehören wie Wahrheitsliebe und Verantwortungsgefühl"* und versucht, *„die wissen-

---

[i] AMH ist die Abkürzung für **A**nthroposophisch-**m**edizinische **H**eilmittel (Heileurythmie, Kunsttherapie, Rhythmische Massage und äussere Anwendungen)

schaftsskeptischen Therapeuten dafür zu gewinnen, ihren klinischen Erfahrungsschatz der wissenschaftlichen Öffentlichkeit zugänglich zu machen."[114]

Die Wissenschaftler, die sich für die Heileurythmie einsetzen, leiden an der zögernden Haltung der Heileurythmisten. Aber sie geben nicht auf, und wenn Studien mangels Teilnehmern scheitern,[115] entwerfen und erproben sie neue Forschungsdesigns, um die Güte, Wirksamkeit und Akzeptanz der Heileurythmie zu erfassen und wissenschaftlich auszuwerten.[116]

Wissenschaft ist das, was Wissen schafft [117]

Der moderne Wissenschaftsbetrieb zeichnet sich dadurch aus, dass er von einer wissenschaftlichen Gemeinschaft betrieben wird. Man baut auf den Entdeckungen der anderen auf oder widerlegt sie und untersucht konkurrierende Theorien und Modelle auf ihre Anwendbarkeit. In jedes naturwissenschaftliche Modell von heute sind Arbeiten von Generationen von Forschern eingeflossen.

Zu beweisen, dass etwas funktioniert, reicht dem Anwender, d.h. dem Mediziner, dem Therapeuten, der Versicherung. «Warum» es funktioniert und «wie» es begrifflich mit anderen Phänomenen zusammenhängt, will der Wissenschaftler wissen. In der wissenschaftlichen Forschung werden dazu begrifflich fassbare Theorien, Modelle oder Wirkmechanismen postuliert, deren Validität untersucht, bewertet und diskutiert wird. Da die Heileurythmie zwar empirisch ausgerichtet ist, aber noch keine von Rudolf Steiner unabhängige theoretische Fundierung hat, hat sie es naturgemäss schwer, sich auf einem so orientierten Wissenschaftsmarkt zu behaupten.

Die wissenschaftlich orientierte Heileurythmie-Literatur ist mager. Die Diplom- oder Masterarbeiten [118] der Heileurythmie-Ausbildungen nach dem Modell einer wissenschaftlich aufgebauten Einzelfallstudie [119] sind Etüden und in der Regel keine wissenschaftlichen Arbeiten. Ihre Themen sind zumeist auf die Studenten zugeschnitten und nicht Teil umfassender Projekte, die nach wissenschaftlichen Massstäben durchgeführt werden.

Dissertationen mit unmittelbarem Fokus auf die Heileurythmie sind mir lediglich zwei bekannt. Die eine beschäftigt sich mit Veränderungen beim Plastizieren von Figuren im Laufe einer Heileurythmie-Behandlung, in der anderen wird die Heileurythmie allgemein im Rahmen des anthroposophischen Menschenbildes dargestellt.[120] In einigen Dissertationen zu bestimmten Krankheitsbildern wird die Heileurythmie als Therapieform erwähnt, aber nicht untersucht.

Was hält die angehenden anthroposophischen Ärzte und Ärztinnen davon ab, sich der Heileurythmie als Objekt einer wissenschaftlichen Arbeit in grösserem Umfang zu widmen? Wie geht es Ihnen, wenn Sie hören, dass es nicht möglich ist, mit einem heileurythmischen Thema zu promovieren? Hat sich die Heileurythmie, weil sie in der Literatur vor allem beschreibend und zitierend auftritt, in eine Ecke manövriert, wo sie als prinzipiell unwissenschaftlich angesehen wird?

Könnte man Dissertationen anstreben, bei denen der Zusammenhang von Bewegung und Gesundheit in Form von Messungen, Befragungen und statistischen Auswertungen ohne unmittelbaren Bezug zur Heileurythmie untersucht wird? Könnte man vor dem Hintergrund heileurythmischen Wissens neue Erkenntnisse in die gängige Wissenschaft einfliessen lassen und von dieser Seite her Heileurythmie und Wissenschaft wieder näher zusammenbringen?

Was ist das Ziel einer Dissertation? Den «Doktor» zu machen, oder das bestehende Wissen zu erweitern und mit kleinen Schritten dafür zu sorgen, dass die Heileurythmie ihren Weg in der Wissenschaft machen kann?

Heileurythmiewissenschaft

Ist der ätherische Mensch einfacher gebaut als die äussere Welt? Trauen wir uns zu, vergleichbar den äusseren Naturwissenschaften, auf Beobachtungen aufgebaute Theoriengebäude zu errichten und Lehrbücher zu verfassen, um uns den Bau und die Funktion des geistigen Menschenleibes langsam aber sicher immer mehr zu erschliessen?

Auf der Grundlage der Angaben von Rudolf Steiner werden z.T. geniale Gedankensysteme aufgebaut. Doch bis auf wenige Ausnahmen werden keine Querbezüge gemacht und es werden keine logischen Schlüsse aus den Überlegungen anderer gezogen. Wissenschaftliches Denken ist das nicht. Man kann es – auf einer Ebene – schon fast Gedankenlosigkeit nennen!

Die Durchführung und Auswertung von Wirksamkeitsstudien sind wichtig, um die Berechtigung der Heileurythmie nachzuweisen. Der eigentlich heileurythmische Erkenntniswert ist zunächst gering. Doch es entstehen auf diese Weise erste Instrumente, mit denen man künftige heileurythmische Modelle und Hypothesen überprüfen und bewerten kann.

Das Interesse an qualitativer Forschung ist allgemein am Wachsen. Ein Beispiel dafür ist die Dissertation «Wie wirkt Meditation» an der TU Chemnitz.[121] Wäre eine nicht von Anthroposophen durchgeführte Dissertation «Wie wirkt Heileurythmie» nicht ein äusserst interessantes Forschungsthema? Da Universitätsinstitute ihre Forschungsvorhaben zunehmend über den freien Markt finanzieren, könnte die Bereitschaft dafür geweckt werden, wenn sich ein Sponsor fände.

J.Ch. Kübler, Koordinator für Forschung und Wissenschaft im Internationalen Forum Heileurythmie, geht aber noch weiter und formuliert für die Heileurythmie einen grundsätzlich neuen Ansatz. Um nicht bei der zurzeit alles beherrschenden Erklärungswissenschaft stehen zu bleiben, postuliert er eine Wissenschaft des Nach- und Mitvollziehens. Wenn auf diese Weise «Beobachtungsresultate nach naturwissenschaftlicher Methode»[i] gewonnen würden, könnte die Heileurythmie zum Vorreiter und Türöffner für neue Ansätze in der Wissenschaft werden. Seiner Ansicht nach sei die Heileurythmie dazu prädestiniert.[122]

Die Möglichkeit einer beobachtenden Heileurythmie-Wissenschaft wird aus meiner Sicht dadurch unterstützt, dass äussere Beobachtungen heileurythmischer Ergebnisse heute auch von nichtgeschulten Personen mitvollzogen werden können. Das habe ich durch den Austausch mit Menschen anhand von Videomaterial festgestellt. Aus meiner Sicht besteht also die Möglichkeit, heileurythmische Beobachtungen nicht nur zu erfassen und wissenschaftlich auszuwerten, sondern sie auf dieser Ebene

---

[i] Untertitel der «Philosophie der Freiheit» von Rudolf Steiner

auch an Dritte zu kommunizieren, zu plausibilisieren und – das wäre das Neue – zu beweisen. „Jeder Mensch sieht heute, was da passiert!"[123] Natürlich müssten auch dafür die Methoden erst entwickelt werden.

> *Ist für heileurythmische Forschungsgebiete ein ähnliches Spektrum denkbar wie auf dem Gebiet der Physik?*
>
> **1 Methodik**
> 1.1 Experimentalphysik
> 1.2 Theoretische Physik
> 1.3 Weitere Aspekte
>   1.3.1 Mathematische Physik
>   1.3.2 Angewandte Physik
>   1.3.3 Simulation und Computerphysik
> **2 Theoriengebäude**
> 2.1 Klassische Mechanik
> 2.2 Elektrodynamik
> 2.3 Thermodynamik
> 2.4 Relativitätstheorie
> 2.5 Quantenphysik
> **3 Themenbereiche der modernen Physik**
> 3.1 Teilchenphysik
> 3.2 Hadronen- und Atomkernphysik
> 3.3 Atom- und Molekülphysik
> 3.4 Kondensierte Materie und Fluiddynamik
> 3.5 Astrophysik und Kosmologie
> 3.6 Interdisziplinäre Themenbereiche

Im 16. und 17. Jahrhundert etablierte sich die Physik endgültig als eigenständige Disziplin, die modernen Kriterien an experimentelle Standards nahekommt. Im 20. Jahrhundert wurde die Abgrenzung zu den anderen Naturwissenschaften durch die Atom- und Molekülphysik fliessend. Heute wird die Physik häufig als grundlegende oder fundamentale Naturwissenschaft aufgefasst, die sich stärker als die anderen Naturwissenschaften mit den Grundprinzipien befasst, die die natürlichen Vorgänge bestimmen.[124]

Wagen wir es, uns ähnliche Ziele für eine Heileurythmiewissenschaft zu setzen? Eine Wissenschaft, die es wagt, sich die Erklärung der Erscheinungen am Leib des Menschen so zum Ziele zu setzen, wie sich die Physik zum Ziele gemacht hat, die Welt zu erklären? Wollen wir uns vornehmen, auf dieser Basis im Laufe der nächsten vierhundert Jahre eine konkrete Wissenschaft der «strömenden Zeit»[i,125] als Grundlage für alle anderen Lebenswissenschaften zu entwickeln? Wenn ja, dann fangen wir an. Miteinander im Dialog, jeder auf seine Weise.

---

[i] Rudolf Steiner beschreibt das konkrete Erleben des Ätherischen u.a. als Erleben der strömenden Zeit.

Die Lebenswirkensmacht erblühe

Die Heileurythmie ist unabhängig von weltanschaulichen Ausrichtungen Gegenstand des wissenschaftlichen Interesses geworden. Die zahlreich entstehenden Publikationen und deren z.T. hitzige Diskussion in renommierten Fachzeitschriften sind Ausgangspunkte für wichtige wissenschaftliche Fragestellungen. Neue Denk- und Handlungsmodelle werden erprobt und weiterentwickelt.

Die der Heileurythmie zugrundeliegenden Funktionsmechanismen werden an den unterschiedlichsten Fakultäten als interessante Phänomene des menschlichen Reaktionssystems untersucht. Globale, an Kohorten[i] erhobene Wirksamkeitsnachweise treten in ihrer Bedeutung zurück zugunsten wissenschaftlich erklär- und prognostizierbarer Wirkungen im Einzelfall.

> Das Künftige ruhe auf Vergangenem.
> Vergangenes erfühle Künftiges
> Zu kräftigem Gegenwartsein.
> Im inneren Lebenswiderstand
> Erstarke die Weltenwesenwacht,
> Erblühe die Lebenswirkensmacht.
> Vergangenes ertrage Künftiges!

♋ ANTRIEB ZUR TAT

Die Heileurythmie-Ausbildung ist ein Aufbaustudium im Anschluss an eine Eurythmie-Ausbildung und setzt eurythmische Berufserfahrung voraus. Wer nicht über Jahre jedes Semester auf die Bühne gehen will,

---

[i] Eine Kohorte ist eine Gruppe von Menschen mit einem oder mehreren gemeinsamen Merkmalen, z.B. Geburtsjahr, bestimmte Krankheit usw. In einer Kohortenstudie wird eine Kohorte über eine meist recht lange Zeit wiederholt beforscht.

wer stärker auf die Heileurythmie fokussieren will, wem die Eurythmie, wie sie heute dargestellt und gelehrt wird, nicht gefällt oder keine passende Eurythmieschule findet, ist von diesem Berufsweg ausgeschlossen. Ist es denkbar, eine Heileurythmie-Ausbildung gezielt für junge Menschen, für Berufsanfänger zu gestalten? Wie müsste diese aufgebaut werden?

Viel zu schlecht ausgebildet?

„Eine Einzelanerkennung der Heileurythmie wird und kann es nicht geben. Dazu sind wir viel zu wenige, bisher viel zu schlecht ausgebildet, haben viel zu wenig Selbstbewusstsein und können viel zu wenig öffentliche Wirksamkeitsnachweise erbringen."[126]

Wie kann man nach einer 5½-jährigen Ausbildung noch sagen, man sei viel zu schlecht ausgebildet? Was fehlt? Messen wir uns an Kriterien, die übermenschlich sind? Sind unsere Ziel zu hoch gesteckt?

Ist wirklich etwas total schiefgelaufen oder haben wir einen unbewussten Minderwertigkeitskomplex, den wir nach draussen projizieren? Sagt unser Unterbewusstsein etwas anderes, als wir vorgeben zu sein? Haben wir ein schlechtes Gewissen? Verstehen wir uns selber nicht?

Kann es damit zu tun haben, dass wir oft mehr nachdenkend als vordenkend unterwegs sind? Dass wir das Empirische unserer Methode noch gar nicht so ganz fassen können und sich unsere Konzepte mehr auf Begriffe abstützen als auf Phänomene?

Kommt das Gefühl von latenter Ohnmacht daher, weil man nicht weit und bewusst genug in die Polaritäten des Lebens ausgreift? Oder weil der untere Mensch der Heileurythmie schwächer entwickelt ist als ihr oberer, was eine insgesamt schwache Konstitution ergäbe? Ich weiss es nicht, ich versuche nur zu verstehen, was im ersten Absatz gesagt wird.

Konsekutive oder integrative Ausbildung

Heute gibt es Diskussionen darüber, ob es vor der Heileurythmie-Ausbildung wirklich eine unabhängige Grundausbildung in Eurythmie braucht, oder ob man direkt mit einer Heileurythmie-Ausbildung anfangen darf. Die Vertreter der Meinung, es brauche eine rein künstlerische Vorausbildung, sind in der schwierigen Situation, dass man etwas, das man selber durchlaufen hat, sich gar nicht anders vorstellen kann. Der eigene Ätherleib denkt einem dieses schlüssig vor, und die Wahrnehmungen fügen sich entsprechend.

Die Trennung von Eurythmie-Ausbildung und Heileurythmie-Ausbildung wird manchmal so begründet, dass in der Eurythmieausbildung zuerst eine Umwandlung des Körper-Instrumentes von innen nach aussen, der kosmische Bezug erworben werde. In der Heileurythmie-Ausbildung fände die anschliessende Umbildung nach innen statt.

Heute ist es den Eurythmie-Ausbildungen überlassen, wie sie die Ausbildung des «Instruments» auf den verschiedenen Ebenen bewerkstelligen. Ob die Vorbereitung ideal für die spätere Heileurythmie-Ausbildung ist, wird von Seiten der Heileurythmie-Ausbildungen nicht beeinflusst. Die vorbereitende Umwandlung des «Instruments» in den Umkreis bevor in der Heileurythmie-Ausbildung die Umstülpung nach innen erfolgt, ist nicht Sache der Heileurythmie-Ausbildung.

Ist das logisch? Was halten Sie davon, wenn derselbe Mensch über die Qualität mancher heutigen Eurythmieausbildung klagt, und diese gleichzeitig als Bedingung für die Heileurythmie-Ausbildung fordert? Das logische Denken sagt: dann mach doch selber eine, die wirklich gut ist, damit deine Studenten die besten Voraussetzungen mitbringen! Oder?

An dieser Stelle ist es, wo die Diskussion berechtigt ansetzen darf und auch soll: Wenn eine Heileurythmie-Ausbildung die Grundausbildung selber durchführt, vernachlässigt sie dann die anfängliche Entwicklung des Körper-Instrumentes von innen nach aussen um möglichst schnell an den «Organen» zu sein? Oder entwickelt sie ein besonders feines Instrumentarium und findet neue Wege, so dass dann, wenn der Weg nach innen angetreten wird, mehr Resonanz mit den heileurythmischen Prinzipien hergestellt werden kann, weil man vorher draussen an den entsprechenden «Orten» war? Wie man das genau macht, darüber kann man sich zu Recht austauschen und meinetwegen auch streiten.

Ist es nicht offensichtlich, dass erst mit solchen Ausbildungen ein weltbewegender Schwung in die Heileurythmie-Bewegung kommt? Dann muss man Verantwortung übernehmen. Dann kann man nicht mehr sagen, die Studenten kommen ohne richtig ausgebildetes Instrument zu uns, und wir müssen ausbaden, was woanders verpasst wurde. Die Schulen werden Wesen mit Kopf und Körper. Sie zeigen ihr Gesicht, treten miteinander in Wettbewerb und die Studenten entscheiden.

Wenn man darüber diskutieren würde, ob man zwei, drei, vier oder fünf Jahre braucht, bis man selbständig als Heileurythmist arbeiten kann, würde ich die Diskussion verstehen. Aber zu fordern, dass eine Eurythmie-Ausbildung und eine Heileurythmie-Ausbildung formell voneinander getrennt sein müssten, wirkt auf mich befremdend. Trotz aller Denkbemühung habe ich noch nicht herausgefunden, was die wirklichen Motive dafür sind. Es kann doch nicht sein, dass man sich selbst misstraut!

Die All-in-One–Ausbildung

Wenn man den Eindruck hat, dass die Heileurythmie-Bewegung mehr Zulauf und Schwung verdient hätte, und wissen möchte, warum er ausbleibt, dann sollte man nicht nur die gegenwärtigen Studenten und Heileurythmisten fragen, was ihnen am Heileurythmie-Studium gefällt bzw. nicht gefällt. Man sollte besser die Nicht-Heileurythmie-Studenten fragen, was ihnen an den bestehenden Ausbildungen fehlt! Was würde die Heileurythmie für mitteleuropäische Steinerschulabgänger so richtig spannend machen? Was ergäbe eine gross angelegte Umfrage an Steinerschulen und anthroposophischen Ausbildungsstätten mit der Frage „Warum studieren Sie nicht Heileurythmie?" Wären wir bereit, unsere Angebote entsprechend auszurichten?

Berufe wie zum Beispiel Physiotherapie haben einen deutlich höheren Anteil an Vollerwerbsausübung als die Heileurythmie. Das liegt unter anderem daran, dass solche Berufe in der Regel Erstausbildungen sind. Man wird Physiotherapeut, dann nimmt man anderes dazu: Fussreflexzonenmassage, Craniosacral-Therapie oder rhythmische Massage. So entsteht ein umfangreiches Angebot einer körpertherapeutisch tätigen Person.

Die Heileurythmie hat noch immer den Charakter einer Zusatzausbildung. Sie ist etwas Abschliessendes, führt nicht über sich hinaus. Aber sie hat das Potential zu einer Grundausbildung! Besteht doch die ganze Welt aus den Kräften und Gestaltungsprinzipien, womit sie sich beschäftigt. Dann würde man als junger Mensch nicht Physiotherapie lernen sondern Heileurythmie und später andere Methoden aus ihrem speziellen Blickwinkel erlernen, anwenden und erweitern.

Um junge Menschen umfassend anzusprechen, müssten neben den heute gebräuchlichen Elementen zum Erlernen der Eurythmie und Heileurythmie zusätzliche Elemente dazukommen. Um handfeste Erfahrungen der menschlich-energetischen Physiologie zu vermitteln, sollten die Schüler[i] auch in einige grundsätzliche Elemente anderer Methoden der KomplementärTherapie eingeführt werden. Wichtige Polaritäten und Wirkungsweisen des unteren und oberen Menschen und viele ätherisch-astrale Phänomene könnten anhand moderner Tanz- und Sportarten vermittelt und vor dem anthroposophisch-menschenkundlichen Hintergrund durchgearbeitet werden. Die Schüler würden dadurch lernen, solche Prozesse überall zu erkennen, zu gestalten und zu führen.

Zu einem vielfältigen und kollegialen Unterrichtstil würde auch gehören, dass Videoaufnahmen exemplarischer Lektionen eingesetzt und Live-Mitschnitte eigener Therapiestunden diskutiert werden. So lernt man, voneinander zu lernen! Am Schluss der Ausbildung sollten die modernen Präsentationstechniken genauso beherrscht werden wie die sorgfältige Dokumentation der eigenen Arbeit mit geeigneter Praxissoftware auf hohem Niveau.

Externe Dozenten mit übersinnlichen oder intuitiven Fähigkeiten und innovative Kollegen, die zurückgezogen arbeiten, weil sie keinen «Ärger» möchten, sollten systematisch mit einbezogen werden, um ihre Fähigkeiten und Herangehensweisen weiterzugeben und zur Diskussion zu stellen. Nach aussen bieten die Schulen den schützenden Rahmen, intern wird intensiv um die Bewertung der dargestellten Ansätze gerun-

---

[i] Ich spreche hier versuchsweise von Schüler und nicht von Student. Ist man Student oder Schüler der Anthroposophie?

gen. Die Schüler werden ermutigt, ihre eigenen Überzeugungen auszubilden, aber jeder muss sie auch prüfen lassen.

Unsere All-in-One Schulen sollten junge und junggebliebene Menschen ansprechen. Ein vorgängiges anthroposophisches Engagement sollte nicht zur Bedingung gemacht werden. Eine gute Ausbildung ist in der Lage, hier zum Türöffner zu werden. Ein aktiver Bezug zum Zeitgeist sollte in irgendeiner Form erkennbar sein. Zum Beispiel durch eine Tätigkeit als Therapeut oder Pfleger, durch Mutterschaft oder Vaterschaft, durch literarische oder künstlerische Tätigkeit, durch Erfolge mit Sport oder Tanz, durch Leistungen im Management oder in der Informationstechnologie.

Während die Kunst-Eurythmieausbildung weiterhin vier Jahre dauert, könnte die schulinterne Heileurythmie Ausbildung bewusst auf nur drei Jahre angesetzt werden. Das vierte Ausbildungsjahr findet im Leben statt![i]

Du Leuchteglanz erstarke!

In vielen grossen Städten Europas sind Heileurythmieausbildungsstätten entstanden, in denen die Heileurythmie als eine eigenständige Therapieform unterrichtet wird. Die eurythmische Grundlagenarbeit wird nicht mehr unbestimmt delegiert sondern vollverantwortlich durchgeführt. Die Studenten lernen nicht nur die Eurythmie, Heileurythmie und Medizin sondern können sich in der Landschaft der KomplementärTherapie und Körperarbeit vollumfänglich orientieren und integrieren. Die empirischen

---

[i] Diskussionen, wie lange Ausbildungen dauern müssen, sind ein typisches soziokulturelles Phänomen. Ich persönlich habe das 1984/85 während meiner Ausbildung im Waldorf-Kindergarten-Teacher-Training-Course in Wynstones/GB erlebt. Die Leiterin dieser einjährigen Ausbildung (plus Anerkennungsjahr) hat den Kopf darüber geschüttelt, wieso «dieselbe» Ausbildung in Stuttgart vier Jahre dauerte. Sie als «englisch» Denkende sagte: „Typisch deutsch! Man kann den Menschen einen Anfang geben, den Rest müssen sie im Leben lernen!" und die Deutschen waren überzeugt: „Kürzer geht es nicht, das wäre verantwortungslos!" Jeder denkt eben so, wie der Boden auf dem er steht!

Fakten der Heileurythmie werden so unterrichtet und dargestellt, dass sie auch für Aussenstehende wahrnehmbar und nachvollziehbar sind.

Die Entscheidung, Dozenten einzuladen, die übersinnliche Fähigkeiten haben und daraus abgeleitete Therapieansätze unterrichten, erweist sich als richtig. Es zeigt sich, dass die Studenten besser als erwartet unterscheiden können, was dazugehört und was nicht. An den zum Teil heftig geführten äusseren und inneren Auseinandersetzungen entwickeln sie ihre eigenständige Haltung und ihre Persönlichkeit für die therapeutische Begegnung mit den Klienten.

Die Art und Weise, wie mit dem Ich im Heilungsprozess umgegangen wird, trifft den Nerv der Zeit. Heileurythmie-Schulen werden als die zurzeit vielfältigsten Ausbildungsangebote für junge Menschen im medizinisch/therapeutischen Bereich wahrgenommen und geschätzt. Für solche Ausbildungen sind nicht nur die Eltern sondern auch Behörden bereit, zu bezahlen.

> Du ruhender Leuchteglanz,
> Erzeuge Lebenswärme,
> Erwärme Seelenleben
> Zu kräftigem Sich-Bewähren,
> Zu geistigem Sich-Durchdringen,
> In ruhigem Lichterbringen.
> Du Leuchteglanz erstarke!

Ⅱ FÄHIGKEIT ZUR TAT

Die Heileurythmie-Bewegung in Europa hat Nachwuchssorgen. In der Schweiz hat das Durchschnittsalter der aktiven Heileurythmisten beinahe das Rentenalter erreicht.

Jünger werden

Die Eurythmie kann man gut in jungen Jahren lernen. Für die Heileurythmie sind Lebenserfahrung und ein gewisses Alter unerlässlich. Sie sollte deshalb erst in reiferem Alter ergriffen werden, vielleicht so gegen Ende 30, Anfang 40. Das oder ähnliches hört man immer wieder. Die meisten nicken zustimmend mit dem Kopf – und niemand widerspricht!

Wenn keine jungen Menschen nachkommen, wundert es natürlich nicht, dass das Durchschnittsalter der aktiven Heileurythmisten hoch ist. Beim Heileurythmie Berufsverband Schweiz zum Beispiel 57 Jahre. Unter 40-jährige gibt es drei, unter 30 niemand.[127] Auf der einen Seite klagt man über Überalterung, auf der anderen gehört es offensichtlich zum Programm.

Zurzeit ist die Heileurythmie vorwiegend ein Frauenberuf. Genauer: ein Beruf alter Frauen![i] Erst studiert «Frau» Eurythmie, dann unterrichtet sie an einer Schule, dann heiratet sie, gründet eine Familie und erzieht die Kinder. Wenn die Kinder älter oder schon aus dem Haus sind, studiert «Frau» Heileurythmie. Dann sucht man eine Stelle oder arbeitet selbständig. Selten im Vollerwerb, oft als Nebenberuf oder als kleiner Zusatzverdienst von Ehefrauen.

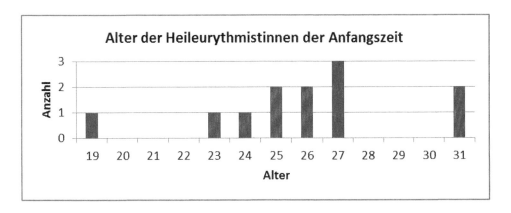

---

[i] Wir sollten so ehrlich sein, dass man mit über 40 Jahren nicht mehr jung, und aus der Sicht der Jungen alt istt!

Die ersten, zum grossen Teil von Rudolf Steiner selbst berufenen Heileurythmistinnen und mit Heileurythmie tätigen Ärztinnen waren alle sehr jung. Im Durchschnitt 26 Jahre. Die Lebensdaten dieser wichtigen Pioniere der Heileurythmie finden Sie im Anhang auf Seite 197.

Ist es also sachgemäss, jungen begeisterungsfähigen Menschen eine therapeutische Tätigkeit als Heileurythmist prinzipiell abzusprechen? Macht man das, weil man sich an den Zustand gewöhnt hat und unbewusst gar keine jungen Menschen in diesem Beruf haben will? Misstraut das Alter der Jugend?

Als ich einer Vertreterin der Reifethese vom Alter der ersten Heileurythmistinnen erzählte, sagte sie: „Ja stimmt, die Pioniere der Heileurythmie waren alles sehr junge Mädchen. Aber die wurden halt von Rudolf Steiner getragen!"[128] Denkgewohnheiten werden sich immer rechtfertigen. Und wenn sie sich beugen müssen, werden sie sich immer noch als Empfindungen auflehnen. Was haben *Sie* empfunden, als im vorigen Abschnitt von Heileurythmie als Erstausbildung für junge Menschen gesprochen wurde?

> *Eine falsche Lehre lässt sich nicht widerlegen, denn sie ruht ja auf der Überzeugung, dass das Falsche wahr sei. Aber das Gegenteil kann, darf und muss man wiederholt aussprechen.*[129]

Stecken wir fest in einer Denkweise, die vom oberen Pol geprägt, d.h. mit Alterungsprozessen verbunden ist? Verliert ein Beruf, der vorwiegend von alten Menschen besetzt ist, seine Anziehungskraft für junge Menschen? Wie passen die Werte der gegenwärtigen Heileurythmie-Ausbildungen mit den heute gängigen Werten junger Menschen zusammen? Wie stehen Sie zu der These: Wenn es nicht gelingt, junge Menschen zu begeistern, dann wird die Heileurythmie zum Auslaufmodell!

Als Anthroposoph hat man das Glück, zu wissen, dass es nicht nur einen Zeitstrom aus der Vergangenheit sondern auch einen aus der Zukunft gibt. Wer sich mit dem Zukunftsstrom verbinden kann, wird seelisch-geistig jünger. Das wird bis in die Ausstrahlung und Vitalität des Körpers spürbar. Bei alten Menschen kann man das mit Freude beobachten.

Aber ich brauche nicht bis ins hohe Alter zu warten, um jünger zu werden.[i] Ich kann schon vorher anfangen, mich in diesem Sinne zu entwickeln. Und was ich für mich selber wünsche oder anstrebe, das könnte ich doch erst recht für die Heileurythmie wünschen und anstreben: jünger zu werden!

Umschliesse die Strebelust

Die Heileurythmie hat es geschafft, wieder an ihre Jugendkräfte anzuschliessen und die Scheu vor dem zwanglosen Treiben der Jugend verloren. Die vielfältigen, weltoffenen Ausbildungen bieten jungen Menschen ideale Möglichkeiten, sich in einem Beruf zu verwirklichen, in dem Feinfühligkeit, Initiative und Selbständigkeit gefragt sind.

Statt ihre Grenzerfahrungen andernorts und heimlich zu machen, tragen die jungen Menschen ihre Fragen und Sehnsüchte offen in ihre Ausbildungssituation mit hinein. Die Garde der erfahrenen Heileurythmisten ermöglicht den jungen Menschen, ihre Pendel schwingen zu lassen und doch wieder ins Zentrum zurückzufinden. Vertrauen, Kompetenz und Hilfsbereitschaft von Seiten der erfahrenen Heileurythmisten schaffen ein Klima, in dem sich die jungen Menschen zu kraftvollen, verständigen und reifen Therapeuten heranentwickeln. Sonnenhaftes umschliesst und fördert Strebelust.

> Erschliesse dich Sonnesein,
> Bewege den Ruhetrieb,
> Umschliesse die Strebelust
> Zu mächtigem Lebewalten
> Zu seligem Weltbegreifen,
> Zu fruchtendem Werdereifen.
> O Sonnesein, verharre!

---

[i] Die Schüler Christi hiessen nicht umsonst Jünger. Wer Christus nachfolgte, wurde Jünger. Umgedreht könnte man sagen, jünger werden ist Christus nachfolgen!

♉ DIE TAT[i]

Die Heileurythmisten führen ein relativ isoliertes Dasein in der medizinisch-therapeutischen Welt. Andererseits schliessen sie sich von einem unkomplizierten Umgang mit Therapeuten anderer Couleur ab. Besteht hier ein Zusammenhang? Gibt es Gebiete, wo wir uns noch mehr öffnen könnten?

Das Tor ist geöffnet

Gewinn macht man da, wo Umsatz gemacht wird. Auch wenn die Heileurythmie-Behandlungen teuer sind und den Schweizer Zusatzversicherungen viele hunderttausend Franken pro Jahr kosten – die Versicherungen verdienen daran! Ihre Zusatzversicherungen sind sogenannte Konsumversicherungen, die statistisch durchgerechnet sind. Je mehr Menschen Heileurythmie wollen oder bekommen, umso interessanter ist es für die Versicherungen, dafür einen Versicherungsschutz anzubieten. Um die Kosten kontrollieren und unter den Anbietern auf dem Gesundheitsmarkt selektieren zu können, verlangen die Versicherer, dass die Behandlungen (aus ihrer Sicht!) wirksam, zweckmässig und wirtschaftlich sind. Die verlangten wissenschaftlich erarbeiteten Wirksamkeitsnachweise sind Kriterien zur «Compliance», wo man zeigt dass man mitspielt. Ein Erkenntnisinteresse an der Methode selbst besteht nicht.

Da die meisten Schweizer eine Zusatzversicherung abgeschlossen haben, und die Heileurythmie von den Versicherungen erstattet wird, sind die äusseren Bedingungen für eine umfangreiche und lukrative Heileurythmie-Arbeit ohne wesentliche Restriktionen gegeben. Trotzdem hat eine Umfrage des Heileurythmie Berufsverband Schweiz von 2013 gezeigt, dass nur ein verschwindend kleiner Teil der Heileurythmisten von seiner selbständigen Therapeutentätigkeit leben kann. Viele Heileurythmisten haben nur 1-5 Klienten pro Woche, der Durchschnitt liegt bei 5-10 Klienten. Die meisten müssen zusätzlich berufsfremde Tätigkeiten ausüben.

---

[i] Oder: Das Wort soll schweigen.

Das reicht von Altenpflege, Übersetzungsarbeiten, Atemtherapie bis hin zu Reinigungsarbeiten.[130]

Die Heileurythmie wird gut bezahlt. Das Tor draussen ist geöffnet. Die Menschen bleiben fort.

Keine Kurse nur für Heileurythmisten

«Kurs für Heileurythmisten mit anerkannter Ausbildung sowie Ärzte.» So werden Heileurythmie-Fortbildungen für gewöhnlich angekündigt. Die Teilnahme von Interessierten ohne heileurythmische Vorbildung wird missbilligt. Warum?

Der praktische Teil von Heileurythmie-Fortbildungen verläuft oft so, dass der Dozent eine Übung vorschlägt und die anwesenden Heileurythmisten diese anschliessend ausführen. Meist geht es um Varianten oder Kombinationen von bekannten Übungen oder deren Zuordnung zu Krankheitssymptomen.

In solchen Stunden versetze ich mich manchmal in die Rolle eines normalen Mannes von der Strasse oder eines Journalisten, um aus seiner Perspektive zuzuschauen. Dann sehe ich zum Beispiel, wie erwachsene Menschen wie eine Schar Kinder im Kreis laufen, monoton dieselben Bewegungen ausführen, manche offensichtlich geschickter, manche weniger geschickt. Selten wird ein Massstab angelegt, eine Korrektur gegeben, meist richten sich die Anweisungen global an die Gruppe. Man macht so gut es geht im Rahmen seiner Gewohnheiten mit. Andere sitzen mit offenem Mund und hängendem Kiefer am Rande, offensichtlich mehr neben sich als in ihrem Körper, und äussern am Schluss der Stunde ihre Begeisterung. Puh! – den Zeitungsartikel möchte ich nicht schreiben müssen.

Auf Seite 117ff habe ich auf die Gefahr von Gehirnwäsche hingewiesen, wenn Gedanken nicht im Ich-zu-Ich Dialog vermittelt werden. Gibt es auch so etwas wie Bodywäsche? Wo man seinen Körper abgibt, in einen gemeinsamen Bewegungssee eintaucht und meint, so zu lernen? Man kennt das als eines der Lernprinzipien der Kunsteurythmie. Dort übt man, eins zu werden mit der Gruppenbewegung, durchlässig zu werden für den interpretierten Inhalt und trotzdem seinen individuellen Ausdruck zu finden, um ihn ins Ganze einbringen zu können.

In gewisser Weise ist das ein schlafendes Lernen. Auch wenn Rudolf Steiner Menschen, die bei seinen Vorträgen eingeschlafen sind, damit getröstet hat, dass sie ihm trotzdem schlafend gefolgt seien, kann das nicht unser Ideal sein. Der Heileurythmie ins Auge sehen, heisst, Begriff und Wahrnehmung zusammenzubringen! Das ist Erkennen und Erkennen macht wach!

Sind wir offen für neue Ideen? Wie wäre es, zum Beispiel Nicht-Heileurythmisten in die Kurse einzuladen, um an ihnen die Überlegungen der Fachleute auszuprobieren? Wird etwas von dem, was man anstrebt, an ganz normalen, nicht heileurythmisch geschulten Menschen, für welche die Heileurythmie ja gedacht wäre, wahrnehmbar?[i] Bei anderen Therapiemethoden ist so etwas gang und gäbe. Warum bei der Heileurythmie nicht?

Unterschätzen wir den gesunden Menschenverstand der Nicht-Heileurythmisten nicht! Die heileurythmischen Übungen sind nicht so kompliziert, dass man ihnen ohne heileurythmische Vorbildung nicht folgen kann. Auch wenn man nicht jedes Detail versteht, lernt man, was den Menschen ausmacht, und zwar tuend, beobachtend und denkend.

Verstehen denn die Heileurythmisten immer alles? Oder reichen wir uns nicht manchmal goldene Eimer zu, ohne genau zu wissen, was da drin ist? Machen Sie die Probe und lassen Sie sich nach einem Kurs erzählen, welche Erkenntnisse erinnert werden. Wenn Sie einen Durchschnittsteilnehmer wie mich fragen, kommt da erstaunlich wenig zurück!

Die Heileurythmisten vertiefen den Erkenntnischarakter ihrer Arbeit, die Gäste erhalten einen Zugang zum Menschen wie sonst nirgends und die

---

[i] In Rundbrief des Berufsverbandes Heileurythmie Deutschland vom Mai 2014 finden sich zurzeit scharfe Gegenmeinungen: Man fordert und «begründet», dass Kurse, in denen Heileurythmisten und Nicht-Heileurythmisten gemeinsam lernen, nicht als Fortbildungen anerkannt werden dürfen. Meine obigen Ausführungen beziehen sich nicht auf solche berufspolitischen Überlegungen, in die viele Ebenen hineinspielen. Sie sind als grundsätzliche Anregungen zur Weiterentwicklung des heileurythmischen Selbstverständnisses gemeint.

Heileurythmie stärkt ihre Verbindung mit ihrem Umfeld. Würde das nicht sogar die eine oder andere Unannehmlichkeit oder Erkenntnisfortschrittverzögerung rechtfertigen? Wäre das langsamere Tempo auf einer anderen Ebene nicht sogar eine Vertiefung?

Welche Folgen hätte es, eine unbewusst elitäre Haltung mit Herzenskräften in eine neue Offenheit umzuschmelzen? Steigt die Wertschätzung, die man uns entgegenbringt oder ziehen wir uns eine Konkurrenz heran, die ohne echte Ausbildung Elemente der Heileurythmie anbietet oder in ihre sonstigen Therapieangebote und Kurse mit aufnimmt? Graben wir uns damit nur das Wasser ab? Oder bilden wir die Welt?

Nicht dozieren! Arbeiten!

Nicht wenige der bekannten Heileurythmie-Dozenten sind «on Tour». Von vielen Orten werden sie angefragt, um den Heileurythmisten vor Ort möglichst gute Fortbildungsmöglichkeiten zu bieten, und man ist ehrlich froh, wenn sie zusagen. An den Kursen setzen sie viel Kraft und Zeit ein, um die in sie gesetzten Erwartungen zu befriedigen. Aber ehrlich gefragt: Trotz aller Einsatzbereitschaft, trotz all der vielen Termine, die die Freizeit fast auf null zurückschrauben – ist das aufopferungsvolle Kurse-Geben nicht doch ein subtiler Egotrip?

Wenn sich die Dozenten die Mühe machen würden, ihr Wissen und ihre Anregungen aufzuschreiben und zu veröffentlichen, stünden sie allen zur Verfügung und nicht nur denen, die zufällig an einem bestimmten Ort wohnen. Die Aufgabe wäre gewaltig, denn die Methoden dafür sind noch nicht erarbeitet.

Wie kann man die Zusammenhänge zwischen dem Prinzip der Übung, der Ausführung der Übung, der Krankheit und der Situation des Klienten systematisch darstellen? Wie beschreibt man die Variationsmöglichkeiten einer Übung sinnvoll und systematisch? Wie umreisst man ein Thema so, dass die Ausarbeitung auf Vollständigkeit angelegt ist und trotzdem überschaubar bleibt? Wie gestaltet man das Thema und die Darstellungsweise, so dass sie die bestehende Literatur konstruktiv ergänzt oder herausfordert?

Kennen Sie Dozenten, die sagen, dass sie Bücher füllen könnten, aber keine Zeit dafür haben? Zeit ist eine Prioritätsfrage! Wenn die Wochenenden, die unsere Dozenten pro Jahr für Fortbildungen aufwenden, stattdessen für die Erarbeitung des Stoffes und seiner Darstellung verwendet würden, dann käme langsam aber sicher etwas zustande.[i] Und nach drei bis vier Jahren wäre das Buch fertig!

Wie wäre es also mit einer neuen Ethik: Wir dozieren nicht, wir arbeiten! Wir machen uns als Kollektiv an die Arbeit, echtes Lehrmaterial auszuarbeiten und in geeigneten Medien darzustellen. Eine solche Grundhaltung unter den Dozenten wäre ein Grundstein für eine Systematik der Heileurythmie, eine elementare Säule unseres Tempels. So etwas macht man nicht alleine, das ist ein Werk der Gemeinschaft.

Und die Heileurythmisten, die plötzlich keine Fortbildungen mehr angeboten bekommen? Für diese entwickeln die Kursanbieter, denen es plötzlich an angesehenen Dozenten mangelt, neue Methoden der lernenden Zusammenarbeit zwischen Heileurythmisten, Ärzten und Klienten. Und die sogenannten Preview-Fortbildungen der schreibenden Dozenten könnten sich zum Renner entwickeln. Dort werden Ausschnitte aus den Manuskripten der schreibenden Dozenten diskutiert, die erst kurz davor an die Teilnehmer versandt werden. Diese bekommen hautnahen Unterricht am Objekt, jene ausserordentlich wichtige Anregungen zum Weiterfahren mit ihren Publikationen.

Die ganze Gemeinschaft arbeitet – und lernt wie noch nie!

Der Weg des Künstlers

Im vergangen Herbst sprach ich mit einer älteren Dame länger über «ihren» Heileurythmisten. Sie schilderte mir, wie sie nun schon über 30 Jahre verschiedene Krankheiten sehr erfolgreich mit Heileurythmie behandelt habe und wie wichtig ihr diese Therapie sei. Dann sagte sie: „Es ist

---

[i] Das Problem ist nicht der Inhalt, den hätte man sofort parat! Die arbeitsintensive und intellektuelle Herausforderung ist die systematische Form der Darstellung und die Beschreibung der Details. Davon (!) fühlt man sich überfordert – und hat keine Zeit.

sehr interessant, zu sehen, welchen Weg Herr … in dieser Zeit gemacht hat."

Mich hat das tief erschüttert: „Einen Weg? Vor den Augen der Klientin? – Machen wir einen Weg? Ja klar, die Heileurythmie ist eine Heilkunst. Jeder Künstler macht einen Weg!" Mir wurde plötzlich bewusst, wie statisch ich den Beruf des Heileurythmisten bis dahin verstanden hatte.

Herausragende Künstler wie Dürer, da Vinci, Michelangelo haben bestehende Techniken perfektioniert und neue Techniken erschlossen. Auf der anderen Seite entwickelten sie neue Sujets und Stile. Sie eröffneten, jeder in seinem persönlichen Spannungsfeld, neue Möglichkeiten für ihre Kunst. Ohne innere Spannung kann man kein Künstler sein, sagt auch Rudolf Steiner.

Der Unterschied vom Künstler zum Handwerksmeister ist, dass dieser davon lebt, sein Handwerk zu beherrschen. Der Künstler geht weiter und kämpft sein Leben lang, sich von den Banden des Gelernten zu befreien.[i] Der Heileurythmist erlernt seinen Beruf, indem er damit tätig ist.[131] Als Künstler sucht er den Weg zur therapeutischen Persönlichkeit. Er riskiert das innere Ringen, das Auf-der-Stelle-Treten, das In-Extreme-Verfallen und die Erfahrungen des Scheiterns.

Wo bleiben sie, unsere Künstlerbiografien in den Bücherregalen? Wo sind die Beschreibungen der Vielfalt und der Herausforderungen in diesem Beruf, der persönlichen Entwicklungsdramatik und eigenschöpferischen therapeutischen Leistungen? Oder wäre das Genre Roman geeigneter, weil es unmittelbar die Phantasie anspricht? Ein Roman über die Prüfungen, die eine Hausfrau durchmacht, die sich nach der Genesung von einer Krankheit von ihren familiären Pflichten emanzipiert, den Beruf der Heileurythmie erlernt, einen langen und intensiven Entwicklungsweg durchmacht und dabei weise wird? Könnte man nicht sogar spannende Kinderromane schreiben? «Hanni sieht wieder!», «Thomas kann gehen!» Entscheiden manche Kinder nicht schon sehr früh, was sie «später einmal werden wollen»?

---

[i] Nicht von dem Gelernten, nur von seinen Banden!

Wir beschäftigen uns fast nur mit Zeit: Der Ätherleib besteht aus Zeit, die Laute bestehen aus Zeit, die Therapiestunden bestehen aus Zeit. Haben wir das Wirken der Zeit in unseren Biografien dabei aus den Augen verloren? Finden sich Schreibkünstler, die sie wieder hineinbringen wollen?

Erfühle die Werdekraft

Unsere Dozenten empfinden es zunehmend als ihren Auftrag, das Besondere der Heileurythmie an das dafür offene Umfeld zu vermitteln. Sie machen das nicht in speziellen Einführungskursen sondern öffnen ihre Kurse für jeden, der sich irgendwie für Heileurythmie interessiert, sogar bei der Untersuchung komplizierter Detailfragen. Im Laufe der Zeit haben sie genug Erfahrung gesammelt, um solche Kurse mit Gewinn für alle Beteiligten durchführen zu können.

Seit einiger Zeit tritt die Heileurythmie auch in Literaturgattungen auf, in denen sie bisher nicht vertreten war. Zwischen Fiction und Dokumentation finden die Leser eine reiche Auswahl an unterhaltsamen und bewegenden Veröffentlichungen, die einen unmittelbaren lebensvollen Kontakt zu vielen Aspekten der Heileurythmie herstellen.

Interessanterweise hat sich die allgemeine Situation der Heileurythmie seitdem stark gewandelt. Durch die nun viel zahlreicher vorhandenen, aus Kenntnis überzeugten Fürsprecher für die Heileurythmie wächst das allgemeine Interesse an dieser Therapiemethode. Nicht nur die Zahl der Klienten, sondern auch die von Menschen, die die Heileurythmie als Beruf erlernen und ausüben wollen, haben rapide zugenommen.

Für die langfristige Bilanz der Versicherer wirkt sich die Zunahme an Heileurythmie-Behandlungen positiv aus. Anhand von statistischen Erhebungen kann nachgewiesen werden, dass die Heileurythmie vermehrt als Alternative zu anderen Behandlungen gesehen wird und die Kompetenz der Behandelten bezüglich ihrer Erkrankung nachhaltig zunimmt.

Erhelle dich, Wesensglanz,
Erfühle die Werdekraft,
Verwebe den Lebensfaden
In wesendes Weltensein,
In sinniges Offenbaren,
In leuchtendes Seins-Gewahren.
O Wesensglanz, erscheine!

♈ DAS EREIGNIS

Heileurythmisten positionieren sich gerne als Träger einer grossen Mission, die irgendwann wahr werden wird: Die Heileurythmie ist das Heilmittel der Zukunft. Auf der anderen Seite fühlen sie sich nicht genug beachtet oder leiden darunter, nicht genug ausgelastet zu sein. Die Ärzte halten sich zurück oder arbeiten nur mit bestimmten Heileurythmisten zusammen. Und wenn ein Patient keine Heileurythmie will, dann geht es eben nicht.

Den Therapeuten wechseln, nicht die Therapie!

Oft kennt oder akzeptiert ein Arzt nur einen Stil von Heileurythmie und kann oder will unzufriedene Patienten nicht zu Therapeuten mit grundsätzlich anderen Ansätzen verweisen. Wenn der Klient unzufrieden ist, bricht man die Heileurythmie ab. Was bei allen Beteiligten, ob bewusst oder unbewusst, Frustration erzeugt.

Auch bei relativ physischen Methoden wie Physiotherapie oder Lymphdrainage kommt es auf die Fähigkeiten des Therapeuten ankommt, ob die Methode funktioniert. Neben dem fachlichen Können braucht es auch auf der zwischenmenschlichen Ebene Fähigkeiten, um den Klienten trotz Schmerzen bei Laune und am Üben zu halten.

Bei einer subtilen, intuitiven und prozesszentrierten Methode wie der Heileurythmie sind das Feingefühl und die innere Haltung noch viel entscheidender. Da es das Ich des Klienten ist, welches durch das System der Laute und Rhythmen die Möglichkeit erhält, wieder ordnend in sein Haus einzugreifen, braucht es in irgendeiner Form die Ich-zu-Ich Begegnung zwischen Klient und Therapeut. Wahrgenommen-Werden, Respekt und Verständnis sind wesentliche Elemente, damit das Ich sich eingeladen fühlt, tätig zu werden und Widerstände zu überwinden. Heileurythmie ist also auch eine Stilfrage.

«Richtig oder falsch» sind als Kriterien für die verschiedenen Ansätze und Stilrichtungen des heileurythmischen Behandelns ungeeignet, da sie das Spektrum der Möglichkeiten nicht abdecken. Stattdessen bräuchte es eine menschenkundliche Systematik der verschiedenen Herangehensweisen, wie zum Beispiel die «zwölf Heileurythmie-Anschauungen»[i], die man einem Klienten genauso vorlegen könnte wie man ihm die verschiedenen Therapiemöglichkeiten für seine Krebserkrankung darstellt.

Ist man in einem konkreten Fall unzufrieden, sucht man, welcher Therapeut auf eine Weise arbeitet, die dem Klienten und seiner Erkrankung mehr entspricht. Dann wechselt man den Therapeuten, aber nicht die Therapie. Und wer es mit dem «Geht nicht, gibt's nicht!» wirklich ernst meint, der scheut sich auch nicht, sogar mehrmals zu wechseln.

Die Medizin der Zukunft

Wenn man sagt, die Heileurythmie sei das Heilmittel der Zukunft, was meint man damit? Soll das in wenigen Jahrzehnten erreicht sein, in einigen Jahrhunderten oder erst im Laufe von Kulturepochen? Müsste man einfach nur besser werden oder müssten noch grundsätzlich neue Instrumente erarbeitetet werden? Oder muss man warten, bis die Gesellschaft endlich spiritueller geworden ist?

Schon manches Mal habe ich folgendes Zitat einer anthroposophischen Ärztin gehört: „Wenn die anthroposophischen Medikamente verboten würden, dann müssten wir sie mit Heileurythmie ersetzen." Hört sich

---

[i] Die «zwölf Heileurythmie-Anschauungen» wären ein ergiebiges Thema für eine Reihe von Masterarbeiten. Obwohl theoretisch ausgerichtet, erarbeiten sich die Studenten damit eine konkret nutzbare Klaviatur für ihre praktische Arbeit.

das nicht an wie eine Kapitulation: „Eigentlich wäre es möglich, doch wir schaffen es nicht aus eigenen Kräften. Wenn uns aber der Zeitgeist durch Ausschütten von Unglück hilft, dann könnte es gehen." Auch ein Zukunftsbild, aber etwas fatalistisch, oder?

Begrifflich angeschaut ist «Heilmittel der Zukunft» ein gesellschaftliches Thema, und kein kurzfristiges Ziel. Wenn mit Zukunft das Ende der laufenden Kulturepoche, also das Jahr 3573 gemeint ist, haben wir noch 1558 Jahre bis dorthin. Damit wird hoffentlich deutlich, dass man mit «Medizin der Zukunft» erstens nicht argumentieren und zweites keine Ansprüche daraus ableiten kann, ohne sich der Gefahr von Lächerlichkeit oder des Vorwurfs versuchter Suggestion auszusetzen.

Haben die, die sagen, dass die Heileurythmie das Heilmittel der Zukunft sei, irgendein Bild davon, was konkret getan werden müsste? Zukunft verwirklicht sich nicht von alleine. Sie kommt durch den Menschen auf die Erde. Ein verantwortungs- und zielbewusster Unternehmer macht einen Businessplan, der das Ziel in kleinen Schritten vorbereitet und verwirklicht. Wer also wirklich meint, die Heileurythmie wäre das Heilmittel der Zukunft, der sollte in der Lage sein, die Schritte für die ersten fünf 25-Jahresabschnitte zu formulieren, und entsprechend grossräumig denken und handeln.

Meistens beurteilt man konkrete Geschehnisse, die mit der Heileurythmie zusammenhängen, danach, inwieweit sie mit ihrem «Wesen», d.h. mit ihrem «oberen Menschen» korrelieren. Wer mit dem Begriff «Heilmittel der Zukunft» arbeitet, muss aber auch ihren «unteren Menschen» anschauen, ihre «Zeit», den genialen Organisator von Auf- und Abbau, um zu sehen, wie dieses Wesen in Zeit und Raum entsteht.

> *Du bist schon weit fortgeschritten sobald du fühlst, dass dein Weg nicht der einzige Weg ist.*
>
> Sri Chinmoy

Auf- und Abbau in einer Gemeinschaft von Menschen heisst aber auch, Streit von Meinungen, Zusammenschlüsse und Ausgrenzungen, Gewinner und Verlierer. Sind wir in der Lage, uns als individuelle Menschen mit persönlich bedingten Ansichten einerseits und Teil einer grösseren Gemeinschaft andererseits zu sehen? Kann ich eine Meinung vertreten, einfach weil sie die meine ist, und mir trotzdem klar machen, dass sie aus einer anderen Sicht zu recht unhaltbar ist? Kann ich mit jemand streiten und zugleich wissen, dass wir gemeinsam um dasselbe ringen? Kann ich jemand als die grösste Gefahr der Bewegung erleben und gleichzeitig nicht nur denken sondern auch fühlen, dass er es ist, der die Bewegung vorwärts bringt?

Für die Griechen waren Aristoteles und Alexander der Grosse ungeliebte Barbaren und feindliche Eroberer ihrer Städte. Für die Nachwelt wurden sie zu den grossen Trägern der griechischen Kultur. Sind wir Bürger miteinander kämpfender heileurythmischer Städte? Und trotzdem gemeinsame Träger heileurythmischer Kultur, der «Medizin der Zukunft»? Kennen Sie Ihre Stadt? In welcher Epoche würden Sie sich ansiedeln?[i]

Erstrahle dich, Sein-erweckend

In der heileurythmischen Arbeit wird das Ich-zu-Ich Verhältnis zwischen Klient und Therapeut nicht mehr als eine bloss seelische Komponente auf der zwischenmenschlichen Ebene sondern als unmittelbar wirksamer Faktor innerhalb einer systematischen Therapie angesehen. In den Besprechungen zwischen Arzt und Heileurythmist werden deshalb neben den Beobachtungen an der individuellen Bewegung des Klienten auch das feine Spiel des Ich-Wahrnehmungssinnes in seiner Zu- und Abwendungsnuance im Intervall der sich begegnenden Bewegungen zwischen Heileurythmist und Klient betrachtet.[132]

Wenn ein Arzt einem Patienten Heileurythmie verordnen möchte, bespricht er mit ihm, welche Herangehensweise für ihn passen könnte. Er beschreibt ihm die wesentlichen Unterschiede verschiedener Heileurythmisten und nennt ihm Adressen, wo er sich weiter informieren kann. Der Klient weiss, dass er jederzeit wechseln kann. Wird gewechselt, wird das Warum mit allen Beteiligten besprochen.

---

[i] Archaische Zeit Homers, vorklassische Zeit der Tyrannis, klassische Zeit der Polis, hellenistische Zeit der Welteroberung, Kulturträger der römischen Zeit?

Seit die verschiedenen Herangehensweisen systematisch dargestellt werden und der Arzt die Verantwortung für die Wahl des Therapeuten an den Patienten abgegeben hat, ist das Verhältnis von Arzt und Heileurythmist deutlich entspannter als früher. Das Spirituell-Therapeutische immer wirksamer zu machen und sich gegenseitig bei der Verwirklichung der Anthroposophischen Medizin zu helfen, ist ihr gemeinsamer Fokus geworden.

> Erstehe, o Lichtesschein,
> Erfasse das Werdewesen,
> Ergreife das Kräfteweben,
> Erstrahle dich, Sein-erweckend.
> Am Widerstand gewinne,
> Im Zeitenstrom zerrinne.
> O Lichtesschein, verbleibe!

♓ DAS EREIGNIS IST ZUM SCHICKSAL GEWORDEN

Die Konstitution der Menschen hat sich seit der Zeit des Heileurythmiekurses stark verändert. Auf der einen Seite hat die ahrimanische Verfestigung im unteren Menschen zugenommen, auf der anderen Seite haben sich die Wesensglieder so gelockert, dass die Menschheit kollektiv am Hüter vorbei über die Schwelle gegangen ist.[133] Zeitspezifischen Bedrängnisse mischen sich mit klassischen Erkrankungen: Medien, Kinderkrankheiten, Fehlerziehung, Umweltgifte, Medikamente, innerer und äusserer Stress. Das Thema Gesundheit wird unausweichlich und zwingt uns zur Auseinandersetzung mit unseren geistigen Potentialen und Möglichkeiten.

Individueller Weg und systematische Therapie

Sowohl in der anthroposophischen Literatur wie an Medizinertagungen wird darauf hingewiesen, dass die Anthroposophische Medizin den Durchbruch noch nicht geschafft habe. Es würden eindrucksvolle Erfolge im Einzelfall erreicht, eindeutige Wirkungen, welche die Anwendung in einem gewöhnlichen Krankenhaus ermöglichen würden, seien jedoch nicht vorzeigbar. Die Anthroposophische Medizin sei noch immer auf der Suche. [134,135]

Als die grosse Stärke und Chance der Anthroposophischen Medizin werden die Funktion der Begegnung und die Einordnung der Erkrankung in grössere und individuelle Zusammenhange genannt. Nicht das Heilmittel sei das Charakteristische der Anthroposophischen Medizin, sondern das, was durch eine menschenkundlich erweiterte und spirituell durchdrungene therapeutische Haltung dem Patienten gegeben werden kann.[136]

Vor diesem Hintergrund weist Hans Broder von Laue auf die zwei Pole jeder Behandlung, systematische Therapie und individueller Weg des Klienten, hin und warnt in Bezug auf die Heileurythmie vor der Gefahr, dass der individuelle Heilweg überbetont und die systematische Therapie der Krankheit in den Hintergrund treten könne.[137]

In der Tat beschreibt Rudolf Steiner die Elemente der Heileurythmie so, dass die spezifische Wirksamkeit eines Elementes durch dieses selber gegeben ist. Darum wird gerne betont, Heileurythmie wirke wie ein Medikament.[138] Manchmal hört man sogar, dass die Heileurythmie wie ein Messer bei der Operation wirken sollte.

Die Abhängigkeit vom Therapeuten wird von Rudolf Steiner nur implizit geschildert, zum Beispiel wo er andeutet, dass Übungen am Patienten abgelesen werden müssen (zum Beispiel beim Nachatem[139]) oder dass sich Heileurythmisten mit Fähigkeiten ausbilden, die über das Beherrschen und Vermitteln der Laute hinausgehen.[140]

Der Heileurythmist ist in einer besonderen Situation. Vor ihm steht ein Mensch mit Beschwerden oder einer schweren Krankheit. Als Therapeut wird er versuchen, diesem Menschen dabei zu helfen, seinen Weg zu gehen. Auf der anderen Seite erarbeitet er in Gemeinschaft mit allen

Heileurythmisten anhand der Auseinandersetzung mit der Krankheit, eine systematische Therapiemethode des Heilens mit geistigen Mitteln.

Indem wir den Menschen in den Mittelpunkt stellen, helfen wir ihm, seine Krankheit zu überwinden. Indem wir die Krankheit in den Mittelpunkt stellen, arbeiten wir am «Gesundungsprozess der Medizin» und damit an der Evolution der Menschheit. [i,141]

Jenseits der Schwelle

Der unbewusste «Gang der Menschheit über die Schwelle» hat auf die menschliche Konstitution dieselben Wirkungen wie der individuelle Übergang, der durch bewusste Geistesschulung erworben wird.[142] Deshalb steht heute jeder Mensch vor der Aufgabe, in seinen übersinnlichen Wesensgliedern aufzuwachen. Denn Anlagen, die man nicht ergreift, entarten und richten sich als seelische oder körperliche Krankheiten gegen einen selbst. Da die Heileurythmie den mehr oder weniger bewussten Umgang mit den Wesensgliedern vermittelt, kommt ihr in diesem Prozess eine besondere Bedeutung und Aufgabe zu.

In der Heileurythmie konzentriert man sich im Allgemeinen auf die Vermittlung der Lautbewegungen und deren Qualitäten, um damit organische oder konstitutionelle Beschwerden zu behandeln. Aber wie verändert sich der Fokus einer Heileurythmie-Behandlung bei einem Menschen, der mit seinen Wesensgliedern über die Schwelle gegangen ist, im Gegensatz zu jemand, der diesen Schritt noch nicht gemacht hat? Wie berücksichtigt ein Heileurythmist das neue Verhältnis des Ich zu den Wesensgliedern, wie dessen Reichweite in die geistige Welt? Welche Konsequenzen hat es, wenn die neuen Fähigkeiten nicht berücksichtigt werden, und wo spielt es keine Rolle? Und schafft sich das Ich nicht langsam aber sicher die nächsten Krankheitsherde im Körper, wenn der

---

[i] Rudolf Steiner weist im Heileurythmiekurs darauf hin, dass er „allen möglichen Zumutungen", die sein unmittelbares Eingreifen „in unberechtigter (d.h. magischer) Art" wünschten, nicht nachkäme, weil „der Gesundungsprozess der ganzen Medizin vor sich gehen soll, und dass der nicht gestört werden soll". Das war ihm wichtiger als der «egoistische» Heilungswunsch mancher kranker Anthroposophen.

Mensch die mit einer Krankheit verbundene Aufgabe nicht be- und ergriffen hat? Wäre die «Heilung» dann nicht bloss eine ähnliche Verlagerung wie sie bei der Schulmedizin gerne auftritt?

Oben wurde ausgeführt, dass das Charakteristische der Anthroposophischen Medizin sei, eine Erkrankung in grössere und individuelle Zusammenhänge zu stellen und dem Patienten einen individuellen Heilweg zu eröffnen. Der Faktor der Begegnung mit einer spirituell durchdrungenen therapeutischen Haltung stehe im Vordergrund, nicht das Heilmittel.

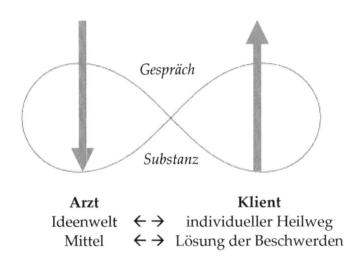

Wie ist es bei der Heileurythmie? Der Klient führt die heilende Idee, den Laut, selber in seinen Körper herein. Bildlich ist das ein Weg von oben nach unten. Er erhebt seine Bewegung ins Ätherische, damit geistige Wesen sich heilend in seine Leiblichkeit hereinsenken können. Der Klient schaut auf diese Weise aber auch tief in sein gewordenes Wesen hinein. Wird ihm das gewahr, dann erhält er aus seiner konkreten leiblichen Situation Impulse für seinen weiteren Weg. Er wird in seinem ganzen Wesen ein lichtvoller Mensch, gewinnt an Selbstvertrauen, kann sich auch Monate nach der Therapie mit einfachen Übungen selber helfen usw. Jeder Heileurythmist kann derartiges in seiner täglichen Arbeit beobachten.

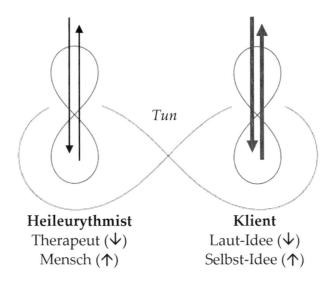

Heileurythmist
Therapeut (↓)
Mensch (↑)

Klient
Laut-Idee (↓)
Selbst-Idee (↑)

Weil ich ungern mit Bildern sondern lieber mit wahrnehmbaren Erlebnissen arbeite, mache ich die Menschen manchmal darauf aufmerksam, wenn sich bei einer Übung ihre Ausstrahlung verändert, wenn die Ich-Säule sich entfaltet, wenn die Arme von ihren Flügeln getragen werden. Andere Heileurythmisten fördern und beobachten dasselbe, sprechen es aber bewusst nicht an. Da die innere Orientierung des Klienten anders ist, kann die therapeutische Wirkung nicht dieselbe sein. Anhand der Skizze könnte man sagen, das eine betont den Pfeil nach unten, die Laut-Idee, das andere den Pfeil nach oben, die Selbst-Idee. Was man in einer konkreten Situation tut, ist eine Frage des Stils und richtet sich nach den momentanen Werten des Therapeuten und des Klienten. In beiden Fällen bewegt man sich in der vertikalen Achse der Heileurythmie.

Teufelskreise auflösen – Potentiale leben

Heute sind fast alle gesundheitlichen Probleme in sogenannte Teufelskreise eingebettet: Ich habe eine Verhaltensstruktur, die den Herzinfarkt fördert. Mit der Zeit überträgt sich diese Struktur auf das Organ Herz. Irgendwann habe ich einen Herzorganismus, der die Unruhe und Getriebenheit übernommen hat und mein Verhalten noch verstärkt. Überall, ob in unseren Krankheiten, in Partnerschaften, in geschäftlichen Beziehungen stehen wir vor der Aufgabe, solche Teufelskreise aufzulösen.

Das Grundprinzip von Teufelskreisen ist, dass ich das Problem nicht auf der Ebene lösen kann, wo es auftritt. Ich muss mich irgendwie darüber erheben und mit dem in Kommunikation kommen, was dahinter liegt. Es geht darum, die grossen Linien zu finden, in Bewegung zu kommen. Doch woher soll man das plötzlich können? Wenn man es gekonnt hätte, hätte man es ja von Anfang an gemacht und wäre nicht krank geworden. Ausserdem ist man von der Krankheit so zerschlagen, dass man gar nicht in der Lage ist, noch etwas zu ändern.

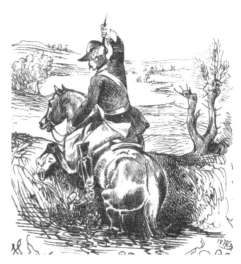

Münchhausen zieht sich samt Pferd am eigenen Schopfe aus dem Sumpf [143,i]

Wann immer man seine Potentiale nicht erkennt, ergreift und lebt, melden sie sich in Form von Erkrankungen und Krisen. Kann man das auch auf die Heileurythmie übertragen? Kann sie genauso in Teufelskreise geraten, genauso schwach und genauso krank werden wie ein Mensch? Wären die Gründe dafür, dass wir nicht den Erfolg haben, den wir uns wünschen, darin zu suchen, dass wir unsere grossen Potentiale noch gar nicht ganze erkannt und ergriffen haben?

Die einzige Kraft, die Teufelskreise auflösen kann, ist das Ich. Wer ist das Ich der Heileurythmie?

Durch Werden zum Sein erhoben

Die Heileurythmie behandelt die Klienten nicht nur nach ihren Defiziten sondern fördert sie in ihren Potentialen. Das erlaubt ihnen, sich bewusst mit den Ursachen der Erkrankung auseinanderzusetzen und dort Veränderungen zu bewirken.

---

[i] Sehen Sie die Ähnlichkeit zur Tierkreis-Gebärde «Fische» der Eurythmie?

Die Menschen schätzen die Heileurythmie weil sie ihnen hilft, den eigenen Leib besser zu ergreifen. Indem sie seine verborgenen Seiten kennenlernen, wächst ihr Bewusstsein für gesundheitliche und spirituelle Zusammenhänge gleichermassen.

Der Mensch will Verantwortung übernehmen und die Heileurythmie hilft ihm dabei.

> Im Verlorenen finde sich Verlust,
> Im Gewinn verliere sich Gewinn,
> Im Begriffenen suche sich das Greifen
> Und erhalte sich im Erhalten.
> Durch Werden zum Sein erhoben,
> Durch Sein zu dem Werden verwoben,
> Der Verlust sei Gewinn für sich!

♒ DER IM GLEICHGEWICHT BEFINDLICHE MENSCH

> *Willst du ins Unendliche schreiten,*
> *Geh nur im Endlichen nach allen Seiten.*[144]

Viele Heileurythmisten besuchen Fortbildungsangebote auf dem nichtanthroposophischen Therapie- und Selbsterfahrungssektor oder nehmen solche Methoden in ihr Therapieangebot mit auf. Sollten sie sich nicht lieber auf das Verständnis ihrer eigenen Therapie konzentrieren, statt auf tausend anderen Hochzeiten zu tanzen? Besteht die Gefahr, dass die Heileurythmisten zunehmend ihre eigenen Interessen und Neigungen als Heileurythmie definieren, und der Kern der Heileurythmie verloren geht?

Fruchtbar Sein [i,145]

Ohne Schritte ins Unbekannte gibt es keine Erkenntnis! Erkenntnis braucht, dass man etwas selbst entdeckt hat.

Wenn ich erfahre, wie sich etwas, das ich gelernt habe, in einem anderen Zusammenhang verhält, dann verstehe ich es tiefer. Darum ist es für Eurythmisten anregend, das Vorhandensein der Lautqualitäten draussen in der Natur aufzuspüren. Der Heileurythmist muss dasselbe im Menscheninnern leisten. Für diese regte Rudolf Steiner zum Beispiel an, die Ähnlichkeit von Turnübungen mit eurythmischen Übungen zu untersuchen. Sie sollen versuchen, die Laute und ihre Wirkungen auch dort wahrzunehmen und zu verstehen, wo sie nicht mehr im Urbild erscheinen. [146]

Gibt es Diplomarbeiten, Masterarbeiten oder andere Studien, wo die versteckte Wirksamkeit der Laute und anderer heileurythmischer Gesetze bei Turnen, Qi Gong, Beckenbodentraining usw. systematisch untersucht und für die Erkenntnis und Didaktik der Heileurythmie fruchtbar gemacht werden?

Würde die Anregung Rudolf Steiners in grösserer Breite aufgegriffen, könnten immer mehr Heileurythmisten damit beginnen, Bücher über Methoden der KomplementärTherapie, über Tanz und Sport zu schreiben. Diese Arbeiten wären nicht nur Inspirationsquellen für die eigene heileurythmische Arbeit und Forschung, denn aufgrund des heileurythmischen Blicks sollte es auch möglich sein, neue, unbekannte Zusammenhänge in den andern Methoden aufzuzeigen.

Solche Darstellungen könnten für die in den anderen Therapien und Bewegungsdisziplinen Tätigen eine wertvolle Fundgrube für das Verständnis ihres eigenen Faches werden. Eine wunderbare Gelegenheit, in der grossen Welt der Artisten und Athleten Wertschätzung für die Heileurythmie zu erzeugen!

---

[i] „Dann segnete Gott Noah und seine Söhne und sprach zu ihnen: Seid fruchtbar, vermehrt euch und bevölkert die Erde!"

Den Anschluss behalten

Reicht es für Heileurythmisten, die Anthroposophie, Eurythmie und Sprachgestaltung als unsere geistigen Quellen zu haben, daran künstlerische Fähigkeiten auszubilden und sie so gekonnt zu verinnerlichen, dass sie zur soliden Grundlage für die Heileurythmie werden? Besteht die Möglichkeit, trotzdem den Anschluss an die Entwicklung zu verlieren?

An sehr vielen Orten in der Welt werden mehr oder weniger bewusst ätherische Fähigkeiten geübt.[i] Die Menschen machen das, weil sie die künstlerische, die tänzerische und die körperliche Wirkung erleben und es ihnen gefällt. Sie folgen ihrem inneren Führer und natürlich dem Zeitgeist.

Wir sollten nicht unterschätzen, dass wir für die Heileurythmie nicht nur wirken, indem wir unsere unmittelbaren heileurythmischen Fähigkeiten im Umgang mit Arzt und Klient verbessern. Wir wirken für die Integration der Heileurythmie in die Welt, indem wir das *Leben* ernst nehmen, es nicht verteufeln, sondern den Anschluss behalten. Damit auch *wir* vom Leben ernst genommen werden.

Trifft man deshalb immer wieder Eurythmisten und Heileurythmisten, die Tango tanzen oder unterrichten, und anthroposophische Ärzte, die Tango Kurse besuchen? Wird darum in Info3 für Aikido geworben?[147] Was gewinnen wir davon, auf Hochzeiten zu tanzen, die äusserlich gar nichts mit Heileurythmie zu tun haben oder ihr sogar widersprechen? Die weder therapeutisch noch sonst zu etwas «gut» sind?

Für den hier verfolgten Gedanken reicht es nicht, die zu Anthroposophie, Eurythmie und Sprachgestaltung polaren Lebensfelder aufzusuchen,[ii] und seine Potentiale möglichst umfassend zu leben. Es ginge darum, diese Spannungsfelder so zu durchringen und zu ergreifen, dass dabei etwas Geistvolles entsteht. Es ginge darum, die grosse Mitte auszubilden, ein im Gleichgewicht befindlicher Mensch zu werden.

---

[i] Vgl. den entsprechenden Abschnitt auf Seite 42
[ii] Vergleiche dazu die Ausführungen auf Seite 36f

Im Werden zum Sein sich gestaltend

Heileurythmisten sind die Zigeuner[i] der Therapieszene geworden. Sie verlieren ihre Identität, ihre Eigenarten und ihre speziellen Fähigkeiten nicht, auch wenn sie unterwegs sind, und können sich niederlassen, wo immer sie sind. Keine Erkenntnis ist vor ihnen sicher.

Sie haben die Möglichkeit, in allen heilenden Betätigungen die Wirkungen von Kräften ihrer eigenen Methode zu entdecken. Auf diese Weise vergrössern sie den Reichtum ihres heileurythmischen Instrumentariums immens. Gegenüber den Klienten haben sie dadurch die Möglichkeit, die Übungen nahe an den Alltagserfahrungen zu halten und trotzdem heileurythmisch zu arbeiten. Sogar in Alltagsbewegungen bringen sie heileurythmische Qualitäten hinein und verstärken sie bis zur therapeutischen Wirkung.

Als Teilnehmer in Fortbildungen anderer Therapierichtungen sind sie beliebt, weil sie sich sehr geschickt überall einfügen können, und die Dozenten das Gefühl haben, dass das, was sie vermitteln wollen, auch ankommt. Andererseits werden sie auch ein wenig als Diebe angeschaut, weil sie im Nachhinein vieles davon in ihr eigenes System einbauen, und letztendlich die Heileurythmie davon profitiert.

Durch ihre Freudigkeit und aufgrund ihres vom Prinzip her grenzenlosen Hintergrundes können die vagabundierenden Heileurythmisten das recht gut ausgleichen. Sie sind zu gerngesehenen Gästen auf allen möglichen Hochzeiten avanciert.

---

[i] Im Sinne von «Fahrende»

Begrenztes sich opfere Grenzenlosem.
Was Grenzen vermisst, es gründe
In Tiefen sich selber Grenzen;
Es hebe im Strome sich,
Als Welle verfliessend sich haltend,
Im Werden zum Sein sich gestaltend.
Begrenze dich, o Grenzenloses!

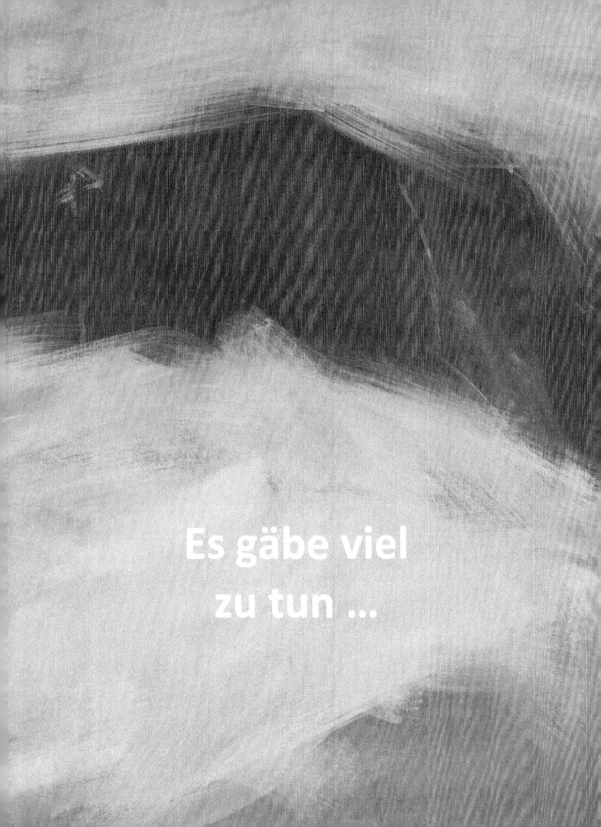

Dieses Buch möchte dazu anregen, Bekanntes anders zu denken als gewohnt, und neue Denkmöglichkeiten eröffnen. Doch Gedanken möchten nicht nur gedacht, sie möchten verstanden und getan werden.

Ich glaube, Sie haben es gemerkt: der Titel dieses Abschnitts «*Es gäbe viel zu tun ...*» ist eigentlich das Motto des ganzen Buches. Jeder Abschnitt bietet eine Fülle von Möglichkeiten, tätig zu werden. Hier bringe ich einige Beispiele von Projekten, für die ich mich persönlich einsetze.

Wikipedia-Artikel

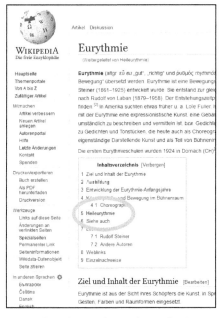

Bei Wikipedia ist die Heileurythmie nur ein kurzer Unterartikel der Eurythmie.

Wikipedia, das 2001 gegründete Onlinelexikon ist gegenwärtig das meistbenutzte Online-Nachschlagewerk. Dort findet man Artikel über Osteopathie, Craniosacral-Therapie und Rebalancing. Aber man findet keinen Artikel über Heileurythmie. Auch nicht bei AnthroWiki, seinem anthroposophischen Pendant.[148]

Die Artikel von Wikipedia werden in Mehrautorenschaft verfasst. Einer fängt an, viele korrigieren, verbessern und erweitern. Jeder kann daran mitwirken. Bestand hat, was von der Gemeinschaft der Mitarbeitenden akzeptiert wird und den Wikipedia-internen Massnahmen zur Qualitätssicherung genügt.[i]

Nachdem ein Wikipedia-Artikel begonnen wurde, bestimmt die Gemeinschaft derer, die an diesem Artikel mitschreiben und mitdiskutieren, was am Schluss drinsteht. Das sind dann nicht nur Anthroposophen. Jeder kann aus seiner Warte den Artikel «verbessern», also entfernen, was ihm nicht passt, und hinzufügen, was ihm wichtig ist.

---

[i] Vor allem die Angabe nachprüfbarer externer Quellen ist zwingend.

Auf der Wikipedia-Seite «Eurythmie», die pro Monat ca. 5500-mal aufgerufen wird, wurde zwischen dem 21. und 30. Mai 2014 intensiv diskutiert, ob der folgende Satz:

➔ *… Für Eurythmielehrer und Heileurythmisten kommen hierzu noch pädagogische und **alternativmedizinische** Kenntnisse.*

geändert werden kann in:

➔ *Für Eurythmielehrer und Heileurythmisten kommen hierzu noch pädagogische und **medizinische** Kenntnisse.*

Als das heftig bekämpft wurde, was von jedem in der Versionsgeschichte nachgelesen werden kann, hat sich nach einigem Hin und Her der Kompromissvorschlag eines Havelhöher Arztes bis heute erhalten:

➔ *Für Eurythmielehrer und Heileurythmisten kommen hierzu noch pädagogische und **medizinische Kenntnisse mit Schwerpunkt in der waldorfpädagogischen bzw. Anthroposophischen Medizin.***

Was hält uns davon ab, den Wikipedia-Artikel «Heileurythmie» zu schreiben? Haben wir Angst, keine Sprache zu finden? Zögern wir, weil Wikipedia «Facts» verlangt, oder weil wir die Heileurythmie nicht in eine Alltagssprache pressen und von Unwilligen verzerren lassen möchten? Halten wir es aus, wenn jemand dazuschreibt: „Eine evidenzbasierte medizinische Wirkung dieser Therapieform ist nicht belegt."[149] Können wir mit den Co-Autoren eine Formulierung aushandeln wie zum Beispiel „Es gibt, Stand 2014, nur wenige Studien (siehe Quellen), welche die Wirksamkeit der Therapie als randomisierte kontrollierte Studie belegen"[150]

Wer macht es sich zur Aufgabe oder hat Lust, einen solchen Artikel zu erstellen und zu pflegen? Macht es jemand im Alleingang? Findet sich eine freie, regional ungebundene Gemeinschaft von Interessierten? Wäre es die Aufgabe der Berufsverbände, dafür zu sorgen, dass es solche Artikel in der jeweiligen Landessprache gibt? Oder die des Internationalen Forum Heileurythmie, der Dachorganisation der Heileurythmie-Bewegung? Fängt man besser klein an und viele andere ergänzen mit der Zeit? Oder schreibt man eine der bestehenden grossen Informationsbroschüren in einen Artikel um, der danach von der Gemeinschaft angepasst wird?

Bitte machen Sie sich bewusst: Es geht nicht darum, einen Artikel über die Bedeutung und Vorzüge der Heileurythmie zu schreiben, um diese Therapiemethode den Menschen näherzubringen. Wikipedia verlangt Artikel mit enzyklopädischer Relevanz, die den Mindestkriterien entsprechen. Das wird von freiwilligen Wikipedia-Mitarbeitern überprüft. Ist dieser Mitarbeiter von der Art oder von Relevanz der Darstellung nicht überzeugt, stellt er einen Löschantrag. So ist es kurz vor Fertigstellung dieses Buches zum Beispiel am 15. September 2014 für den Artikel über das Forum 3 in Stuttgart

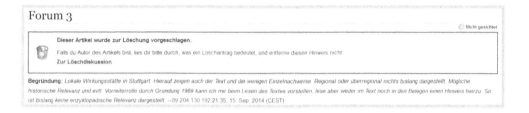

Letztendlich geht es darum, zu lernen, womit man ankommt und womit nicht. Wer es macht, sollte also bereit sein, sich genauso mit Hardlinern der pragmatisch-nihilistischen Weltanschauung auseinanderzusetzen wie mit Kollegen, die es gerne geistvoller hätten. Ich mache gerne mit, kann Texte zur Verfügung stellen, Anregungen geben und mitdiskutieren. Mein persönlicher Fokus liegt auf den jetzt folgenden Aktivitäten.

Videos

Das Verfassen von Broschüren, Artikeln und informativen Büchern ist ein wichtiger Aspekt der Öffentlichkeitsarbeit von Heileurythmie-Verbänden und engagierten Einzelpersonen. Aber die Öffentlichkeit informiert sich heute vor allem im Internet und das Medium der Bewegung ist eigentlich das Video. Die Menschen wollen sehen, was man macht. Eine Bewegungstherapie, die man nicht zeigen kann, ist für Dritte schlecht nachvollziehbar.

Gibt man bei YouTube «Craniosacral» ein, werden einem über 30'000 Filme vorgeschlagen, bei «Kinesiologie» über 12'000 Filme. Bei «Heileurythmie oder Eurythmietherapie» liegt die Zahl der Vorschläge bei 300 bzw. 50 Filmen.[i,151] Auch wenn bei weitem nicht alle Ergebnisse einer YouTube-Liste relevant sind, der Unterschied ist frappant. Die genannten Therapien sind hundertmal öfter vertreten als die Heileurythmie. Sind sie auch hundertmal bekannter? Eine Korrelation darf angenommen werden.

Dass es so wenige Videos zum Thema Heileurythmie gibt, wird unter anderem damit begründet, dass Heileurythmie und Video nicht zusammenpassen, denn das Wesentliche sei für das Auge unsichtbar.[152] Ist das wirklich wahr? Meine Erfahrung ist, dass ich Musik auch dann sehr tief erleben kann, wenn die Qualität der Schallpatte oder der Empfang des Radios schlecht sind. Bei genialen Interpreten erlebt man sehr gut, dass man gerade Zeuge von etwas Besonderem ist, und sitzt gebannt und mit klopfendem Herzen vor dem rauschenden Lautsprecher.

Und das Interesse der Öffentlichkeit scheint vorhanden zu sein. Sonst wäre das Video S M A, L M I, T M U nicht schon 9000-mal aufgerufen worden.[ii] Eine französische Musiktherapeutin, die mir beim Übersetzen des Videos «Heileurythmie in der Werksiedlung Renan» half, sagte begeistert. „Enfin, je commence à comprendre quelque chose de l'eurythmie thérapeutique. Pour nous, les francophones c'est un mystère."[iii]

Könnte es uns gelingen, mit qualitativ hochwertigen Videos, die dem Auge gefallen, das Herz erreichen und das Verständnis vertiefen, in breiteren Kreisen wahrgenommen zu werden? Bedarf besteht, und mit dem Herzen sieht man gut![153]

Kriterien für Videos

Interessante Videos über Heileurythmie zu erstellen, ist eine anspruchsvolle Aufgabe, denn die Welt der Videos hat eigene Gesetze, die man erst entdecken muss. So wie die Filmbranche ihr Wissen über Jahre entwickelt hat, so muss jeder Videoautor seine Erfahrungen machen, seinen

---

[i] Einen Überblick über die mir bekannten Heileurythmie-Videos und -DVDs finden Sie im Anhang auf Seite 202.

[ii] Das Video ist Teil eines Aphasie-Projektes, das auf Seite 203 kurz beschrieben ist.

[iii] „Endlich beginne ich, etwas von der Heileurythmie zu begreifen. Für uns Französischsprachige ist das ein Mysterium."

Stil entwickeln. Das, was andere machen, ist Lehrmaterial und Ansporn um es besser zu machen und neue Möglichkeiten zu entdecken.

Video-Clips sollten kurz sein. Der Grund dafür ist nicht mangelnde Konzentrationsfähigkeit, was man dem modernen Menschen gerne vorwirft, sondern es geht um das Aufrechterhalten des Interesses. Die Menschen erkennen schnell, worum es geht. Die Botschaft eines Videos lebt ausserhalb der Zeit und ist im Nu verstanden. Auch bei einem langen Video – ein kurzer Blick von wenigen Sekunden «sagt alles».

Wenn der Zweck erfüllt ist, erlischt das Interesse, man schaltet ab. Etwas, das man bis zum Ende angeschaut hat, hinterlässt im Unbewussten eine positive Erinnerung. Etwas, das man schon vor Ende abgeschaltet hat, hinterlässt eine subtile Enttäuschung.

Der Betrachter eines Videos will im Gesehenen etwas empfinden oder etwas verstehen können. Er will «Ah!» oder «Aha!» sagen dürfen. Sonst entsteht Ablehnung, Abwertung oder irgendeine andere Form von Desinteresse, wie fein auch immer.

Die Menschen können aber nur mit dem mitgehen, was sie von sich selber kennen. Eine Heileurythmie-Übung zu sehen, sagt ihnen zunächst nichts. Wenn aber das Kind lacht, nachdem es bei Frau Steinke die E-Übung gemacht hat, dann weiss man, es war gut, und das Kind hat sich gut gefühlt dabei.[154]

In der DVD von Frau Charisius läuft eine Mutter mit einem Kleinkind im Arm eine einwickelnde Spirale. In der Mitte angekommen macht Frau Charisius eine fast unsichtbare U-Kniebeuge. Wenn man an dieser Stelle, den Zuschauer darauf hinweisen würde, was schon beim Zuschauen mit ihm passiert, wäre das spannend für ihn: sein Atem geht mit, wird tief und ruhig. Der Betrachter eines Videos macht die ätherischen Bewegungen nämlich innerlich mit. Ein Zuschauer, der das übersieht, frägt sich sonst schnell, was das Herumlaufen im Kreis denn soll und hält es womöglich für symbolisch.[155]

Die Menschen sehen gerne, woran man arbeitet. Videos, die den Prozess der Therapie, die Interaktion in der Behandlung, die Qualität der Suche in irgendeiner Form sichtbar werden lassen, haben eine grössere Chance, von Laien als interessant empfunden zu werden, als das blosse Zeigen einer Übung. Einen Versuch in dieser Richtung habe ich auf YouTube veröffentlicht. Dort zeige ich den ganzen Verlauf einer Therapiestunde, wobei jede Übung wegen der vielen Wiederholungen auf ca. ein Drittel der Zeit gekürzt wurde.[156]

Der Mensch möchte frei sein können und Videos sind ein bannendes Medium. Darum ist es besser, keinen langen Vorspann zu zeigen, bei dem der Zuschauer seine Lesegeschwindigkeit einer voreingestellten Textgeschwindigkeit anpassen soll. Auch wenn man den Menschen damit sammeln, verinnerlichen und auf die Heileurythmie einstimmen möchte – im Medium Video geschieht das Gegenteil: Es dauert und es ist anstrengend. Man weiss nicht was noch kommt und wird ungeduldig.

Bei meinem letzten Video zeige ich an einer Stelle mehrere Szenen gleichzeitig. Der Betrachter kann sein Auge schweifen lassen und fühlt sich nicht gezwungen, passiv der Kamera zu folgen oder auf den nächsten Szenenwechsel zu warten, obwohl er die Botschaft einer Szene schon verstanden hat. Ich habe das als angenehme Abwechslung erlebt.[157]

Möglichkeiten zum Anfangen

Die DVDs, die als Beilage zu Büchern verkauft werden, bieten ein reiches Bildmaterial, das unter übergeordneten Gesichtspunkten erstellt wurde. Daraus könnte man kurze Videos erstellen, die ein bestimmtes Thema in wenigen Minuten abhandeln. Ins Internet gestellt, würden diese Clips per «Zufall» gefunden und angeschaut. Von einem Video könnte man auf die nächsten verweisen und nebenbei noch Werbung für die Bücher machen.

Die meisten der zurzeit im Internet oder auf DVD veröffentlichten Heileurythmie-Videos bestehen aus Demonstration einzelner Übungen durch den Therapeuten oder den Klienten.[158] Systematisch zusammengestellt und erarbeitet können sie auch als Lehrmaterial dienen. Denn „bei Videoprojekten geht es zum einen darum, die Heileurythmie Menschen näher zu bringen. Zum anderen aber auch darum, Heileurythmie-Kollegen zu inspirieren", sagt zum Beispiel Jane Schwab. Ihre Videos, die mit hoher Präzision und Ästhetik zwölf Heileurythmie-Übungen aus einer Studie zur Therapie von Angststörungen zeigen, sind ein schönes Beispiel dafür.[159]

Wenn man möchte, dass relativ schnell neue und gute Heileurythmie-Videos entstehen, könnten die Heileurythmie-Ausbildungen eine wichtige Funktion übernehmen. Im Rahmen des Unterrichts könnten die Studenten einzeln oder in Gruppen Videos zum Thema Heileurythmie erstellen. Der fachliche Austausch untereinander würde vertieft und die angehenden Heileurythmisten würden lernen, ihren Beruf mittels moderner Medien zu kommunizieren. So entstünden in wenigen Jahren gute Videos, die einen bunten Strauss von Themen auf vielfältige Weise behandeln.

Das Medium Video ruft natürlich auch nach neuen Formen des Lernens. In ihren Praktika könnten Studenten mit Einverständnis des Klienten in ausgewählten Stunden eine Kamera mitlaufen lassen. Die Videos würden zusammen mit dem Praktikumsbericht abgegeben, gemeinsam betrachtet und diskutiert. Man lernt voneinander und miteinander. Als Nebenprodukt entstünde interessantes Filmmaterial, das – im Original verwendet oder durch Heileurythmisten nachgestellt – für andere Zwecke verwendet werden kann.

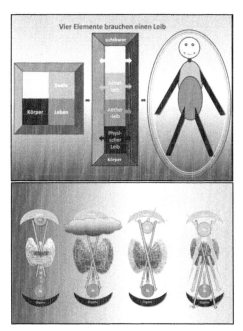

Ausschnitte aus einer animierten Präsentation zum Thema Schilddrüse [160]

Mittels animierter Präsentationen könnten medizinische Fragestellungen unter heileurythmischen Gesichtspunkten interessant und einprägsam dargestellt werden. Durch solche Videos könnten Menschen dazu angeregt werden, medizinische Fragen auf einer spirituellen Ebene zu bewegen und den Weg zur Heileurythmie zu suchen. Wenn sich Arbeitsgruppen fänden, die solche Videos regelmässig ins Netz stellen, würden derartige Videos wahrscheinlich schnell bekannt.

Für Studenten und Kollegen könnte heileurythmisches Wissen in Form von Video-Lektionen didaktisch aufbereitet und zur Verfügung gestellt werden. Mit der Zeit könnte eine grosse Bandbreite an Lern- und Informationsmaterial entstehen. Die Bindung an lokale Gegebenheiten träte zugunsten des Lernens in einer grossen Gemeinschaft zurück.

Die Videos sollten nicht nur an einer Stelle auffindbar sein. Jeder Berufsverband kann auf seiner Website eine Seite einrichten, wo interessante Videos eingebettet oder verlinkt sind. Auf diese Weise finden Interessenten schnell zu einer Fülle von visuellem Anschauungsmaterial. Sie werden angeregt, sich noch weiter umzusehen oder sogar andere darauf hinzuweisen.

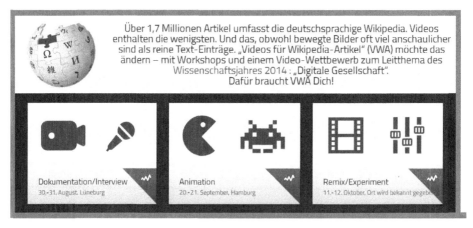

Sind die anderen schon wieder schneller?[161]
Wo bleiben unsere Workshops und Video-Wettbewerbe?

Das Produzieren von Videos ist mit Knowhow verbunden. Es braucht technische, fachliche und künstlerische Kenntnisse. Eine Möglichkeit, sich dabei zu unterstützen, wäre eine Website oder ein Blog, wo Informationen zur Produktion guter Videos gegeben werden, wo es technische Tipps und bei Bedarf Support gibt. Je nach Art der Organisation könnte man dort Kameraleute und Regisseure finden und Equipment ausleihen. Dort könnten auch alle Videos im Umfeld der Heileurythmie verlinkt werden.

Wer, wenn nicht die Heileurythmie, ist in der Lage, in die Haut des Drachen zu schlüpfen und ihn von innen zum Leuchten zu bringen. An Möglichkeiten fehlt es nicht.

Die Epidauro - Therapiesoftware

Unter KomplementärTherapeuten ist die Verwendung von Therapieprogrammen zur Verwaltung der Klientendaten, zur Dokumentation der Behandlungen, für die Rechnungsstellung und Finanzbuchhaltung üblich.[162] Solche Programme enthalten alles, was die tägliche Routine verlangt. Individuelle Sonderbedürfnisse können nur im Rahmen vorgegebener Parameter realisiert werden oder müssen im Einzelfall teuer bezahlt werden.

Eine Software, die ich an meine speziellen Bedürfnisse als Heileurythmist anpassen konnte, fand ich auf dem Markt nicht. So entschied ich mich, mein Praxisprogramm selber zu entwickeln. Das war ein zeitraubendes und manchmal nervenaufreibendes Unterfangen. Manches Programmelement entstand erst, als der Klient danach fragte, zum Beispiel weil er seine Rechnung wollte. Mittlerweile funktioniert «Epidauro» so gut, dass ich die meisten Bedürfnisse ausreichend befriedigen kann.

Ich kann meine Arbeitsvorbereitung nach wechselnden Einsatzorten (Praxis, Heim, Kurse) organisieren und periodenweise Therapieberichte erstellen. Die Rechnungen eines Klienten werden automatisch erstellt und nicht nur an seine Wohnadresse sondern fallweise auch an die Eltern, das Sozialamt oder ein Heim gesandt. Die Stundenprotokolle sind Teil der Therapiedokumentation und werden aus dem Programm per E-Mail versandt oder ausgedruckt. Die Klienten sind mit den behandelnden Ärzten und Therapeuten verknüpft, so dass bei einer Besprechung alle wichtigen Informationen griffbereit sind. Bei der Anamnese können schulmedizinische, anthroposophische und komplementärtherapeutische Kriterien sowie eine ganze Reihe anderer menschenkundlich relevanter Merkmale erfasst werden. Der Abgleich mit dem vor Therapiebeginn versandten Klientenfragebogen erfolgt momentan noch von Hand. Um zwischen Bewegungsverhalten, Gesundheitsproblematik und Therapie Tierkreisgesetzmässigkeiten zu erforschen, können handelsübliche Astrologie-Programme eingebunden werden. Eine therapeutisch ausgerichtete Gedichtsammlung, eine Übungsdatenbank und eine Bibliothek runden das Programm ab. In der Übungsdatenbank sind heileurythmische Übungen mit Originaltexten, Indikationen und Ausführungsvarianten zusammengestellt, die Bibliothek ist eine umfangreiche Sammlung heileurythmischer Literatur. Sie werden weiter hinten im Buch vorgestellt.

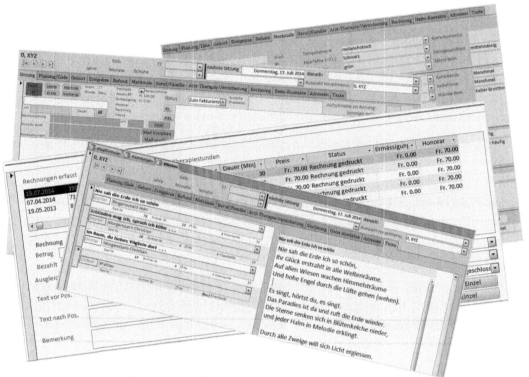

Einige Bausteine der Therapiesoftware Epidauro

Für eine Nutzung durch Dritte ist das Programm in dieser Form nicht geeignet. Dafür müsste es in einem Team von zwei bis drei Menschen, die Interesse und Geschick beim Programmieren mitbringen, weiter entwickelt werden. Eine Praxissoftware die nach ästhetischen, funktionellen und intuitiven Prinzipien gestaltet ist und mit anderen Standardprogrammen pfiffig vernetzt ist, könnte in relativ kurzer Zeit marktreif werden. Statt aufgrund wachsender bürokratischer Anforderungen auf handelsübliche pragmatische Programme angewiesen zu sein, bekäme die heranwachsende junge Generation von Heileurythmisten ein Instrument in die Hand, das sie bei einer idealistischen und forschenden Arbeitshaltung unterstützen könnte.

Ein Computerprogramm zur professionellen Führung einer modernen Heileurythmie-Praxis, das eine hohe Qualität hat, sich einfach und angenehm handhaben lässt und die Arbeit erkennbar bereichert, wäre nicht bedeutungslos. Eine Praxissoftware vor dem Hintergrund heileurythmischer Werte, die von anderen Therapeuten gerne benutzt wird, könnte eine Vorreiterrolle einnehmen und anderen KomplementärTherapeuten Anregungen geben. Vielleicht kann sie sich, wenn nicht zum Marktführer, so doch zum Trendsetter entwickeln. Und darauf käme es ja an!

Stunden-Aufschriebe

Seit 2007 erstelle ich für jede Therapiestunde einen Stundenaufschrieb für den Klienten. Damit verfolge ich mehrere Ziele.

Das wichtigste ist, dass der Klient weiss, dass er sich nichts merken muss. Dadurch bleibt er, auch bei komplexeren Übungen oder Anweisungen entspannt und damit präsenter. Zu Hause wird der Klient an Details einer Übung erinnert, die er vielleicht vergessen hätte, die mir aus therapeutischen Gründen aber wichtig sind. Falls er erst nach einigen Tagen zum ersten Mal zum Üben kommt, kann er mit Hilfe des Aufschrieb einfacher wieder ins Üben einsteigen.

Für mich als Therapeuten sind die Aufschriebe meine Dokumentation vom Prozess. Wenn ich die nächste Stunde vorbereite, kann ich sehr präzise an kleinen Schritten anknüpfen. Und nicht zuletzt ist so ein Aufschrieb eine Art Liebesdienst. Ich gehe davon aus, dass auch das wirksam ist.

Anfangs schrieb ich auf Durchschlagpapier, während der Klient ruhte. Seit 2010 schreibe ich den Aufschrieb am Computer, seit 2013 in meiner Therapiesoftware. Der Klient erhält den ein bis eineinhalb Seiten langen Aufschrieb per Email am Abend oder per Post am nächsten Tag.

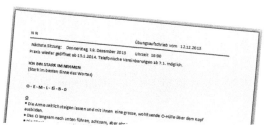

Meine Hoffnung, durch Kopieren ähnlicher Übungen aus anderen Stunden Zeit zu sparen, hat sich nicht erfüllt. Da ich sogar bei Standardübungen bei jedem Menschen andere Schwerpunkte setze, ist es einfacher, sie neu zu schreiben als anzupassen. Weil ich am Computer schreibe und der Übungsbeschrieb nicht nach 10 Minuten fertig sein muss, beschreibe ich die Übungen zudem viel ausführlicher als vorher. Auch die Form der Darstellung und die Rechtschreibung erfordern jetzt mehr Aufmerksamkeit.

Während der Nachruhezeit des Klienten mache ich Notizen, die ich zu Hause ausarbeite und dann versende. Da es Zeit braucht, die richtigen Formulierungen zu finden brauche ich im Schnitt dreissig Minuten pro Aufschrieb, nicht selten auch länger. Es ist jedes Mal eine neue Suche: Wie weise ich auf jenes, wie auf dieses Detail hin? Wie beschreibe ich so, dass der Klient den Prozess erinnert und in der Ausführung trotzdem frei und innerlich aktiv bleibt?

Eine befreundete Kollegin gab mir folgendes Feedback: *„Du spinnst ja, so einen Aufwand würde ich mir nie machen!"* Besonders an den vielen Abenden, an denen ich zwei, drei und mehr Stunden sitze, um die Aufschriebe zu verfassen, frage ich mich das auch. Aber die Klienten berichten, dass der Aufschrieb ihnen hilft. Wenn sich die Zustellung verzögert, rufen sie an oder schreiben ein SMS.

Nicht nur ich schreibe Therapieprotokolle für Klienten. Zum Beispiel kommt es vor, dass Klienten nach einem Klinikaufenthalt computergeschriebene Übungsbeschriebe mitbringen. Heisst das, dass ein Bedarf nach solchen Aufschrieben auch von anderen erkannt wird?

Was zeichnet gute Aufschriebe aus? Wie kann Aufwand und Wirkung in ein günstigeres Verhältnis gebracht werden? Lassen sich Techniken finden, die den Aufwand vereinfachen? Könnte man eine gemeinsame Datenbank von Übungsbeschrieben entwickeln und Tools zur Auswahl, Anwendung und Anpassung?

Steigern Aufschriebe wirklich die Effizienz der Heileurythmie? Ist es nur eine Übergangsphase zu etwas anderem? Wenn ja, zu was? Viele Fragen, auf die ich gerne eine Antwort wüsste. Weil die Sache mit den Aufschrieben wirklich sehr viel Aufwand ist.

Die Übungsdatenbank

Ein Schatz an Übungen

Von den grundlegenden Übungen, die Rudolf Steiner im Heileurythmie-Kurs erläutert hat, kursieren zahllose Variationen. In Abhängigkeit von der Schule lernen die Studenten bestimmte Ausführungen unter bestimmten Gesichtspunkten. In späteren Fortbildungen lernen sie andere Variationen kennen. Die Wahl der letztendlich von einem selbst verwendeten Variation erfolgt nach Glaube, Geschmack und Zufall: Welche Ausführung entspricht vermutlich am meisten der Urangabe Rudolf Steiners? Welche ist am plausibelsten? Welche sagt einem zu? Welche lernt man kennen, welche nicht?

Die Übungen und Lautreihen, die Rudolf Steiner für konkrete Fälle gegeben hat, bilden eine andere Gruppe von Übungen. Sie sind vor allem in den verschiedenen Sammlungen der Krankengeschichten, im heilpädagogischen Kurs, in den Konferenzen der Steinerschule Stuttgart und im Sammelwerk von Margarethe Kirchner Bockholt dokumentiert.[163,164,165]

Daneben gibt es noch eine unzählige Anzahl individuell erarbeiteter Übungen, die in Kursen oder persönlich weitergegeben werden. Die grösste Anzahl dieser Übungen bleibt wahrscheinlich unveröffentlicht. Nur vereinzelt machen sich Kollegen die Mühe, als besonders wirksam oder interessant empfundene Übungen in Fachzeitschriften oder Büchern zu publizieren. Diese Publikationen erreichen in der Regel nur einen kleinen Leserkreis, sind zeitgebunden und bleiben den späteren Generationen zumeist unbekannt. Kennen Sie zum Beispiel die prägnanten Übungsbeschriebe mit Indikationen von Erika Ott aus dem Jahre 1980?[166] Ich vermute, Nein.

Nach Vorschrift sammle Lebenselemente

Die Heileurythmie arbeitet mit dem ätherischen Menschen, mit dem Pflanzenmenschen in uns. Jede heileurythmische Übung ist ein Gestaltungsgedanke für diese verborgene Menschenpflanze. In der uns umgebenden Pflanzenwelt finden wir solche Gestaltungsgedanken in der unendlichen Vielfalt der Erscheinungen des Pflanzenwesens.

Könnte man versuchen, die Vielzahl der heileurythmischen Übungen und Variationen ähnlich wie die Pflanzenwelt in Familien, Gattungen und Arten zu gliedern? Lässt sich eine Ordnung finden, in der alle bekannten Übungen und Variationen zusammenhängend dargestellt werden können?

Aristoteles ordnete die ihm bekannten Lebewesen nach dem Grad der Perfektion ihrer Entwicklung. Carl von Linné entwickelte eine binäre Nomenklatur mit dem Hauptzweck, die Arten unabhängig von ihrer äusseren Erscheinung eindeutig zu benennen. Heute favorisiert man Systeme, welche die natürlichen Beziehungen zwischen den Pflanzen widerspiegeln.

Systeme sind also nichts Absolutes. Sie entwickeln sich weiter. Sie sind Stufen, um unser Verständnis von Zusammenhängen zu erweitern und Phänomene handhabbar zu machen. Im Faust sagt Homunculus zu Wagner mit Bezug auf das Lebendige: *„Entfalte du die alten Pergamente, nach Vorschrift sammle Lebenselemente und füge sie mit Vorsicht eins ans andre. Das Was bedenke, mehr bedenke Wie."*[167]

Solche «Lebenselemente» zu sammeln, dürfte eines der Hauptmotive sein, um Fortbildungen zu besuchen, und neue Übungen, Variationen und Indikationen kennenzulernen. Allerdings bleibt es dem Zufall überlassen, welche Übungen der Dozent bringt, in welche Zusammenhänge er sie stellt und wieweit sie zur Situation der künftigen Klienten des Teilnehmers passen. Das «Füge sie mit Vorsicht eins ans andre» kann deshalb nur eingeschränkt vollzogen werden.

In der Kunst wird das Sinnlich-Tatsächliche, das «Was», mit Hilfe des «Wie» in die Sphäre des Göttlichen erhoben und so dem Menschen von innen nahegebracht.[168] Aber was ist dieses geheimnisvolle «Wie», das mehr bedacht werden soll als das «Was», in der Heileurythmie? Ist «Handrücken nach innen» oder «Handrücken nach aussen» beim Hoffnung-U noch eine Frage des «Was» oder schon eine des «Wie»? Je nach betrachteter Ebene ist die Antwort anders.

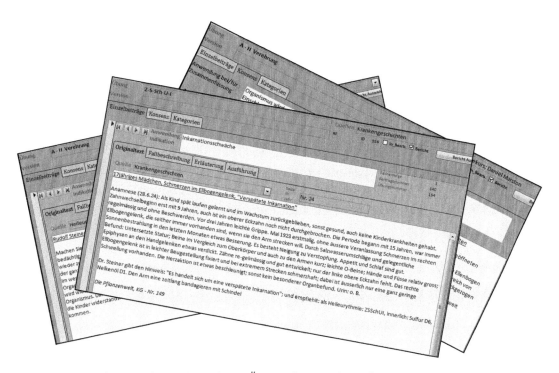

Elemente der Heileurythmie-Übungsdatenbank von bewegteworte

Das heileurythmische Herbarium

Der erste Schritt hin zu einer Taxonomie und Systematik der Heileurythmie-Übungen wäre eine möglichst vollständige Sammlung aller «Pflanzen» auf dem Gebiet der Heileurythmie. Das Spektrum der Sammlung ginge von den «Pflanzen», die vor der Türe wachsen bis zu den exotischsten aus fernen Ländern. Für Studenten wäre dieses «Herbarium» ein Lehrmaterial, an dem sie das an der Schule Gelernte prüfen und erweitern können. Für Dozenten wäre die Sammlung eine Herausforderung, ihr Wissen zu aktualisieren. Für die Heileurythmisten könnte sie als Inspirationsquelle für die tägliche Arbeit dienen und für den Wissenschaftler als Fundgrube für die heileurythmische und menschenkundliche Forschung. Je vollständiger, genauer und systematischer die Sammlung ist, umso mehr könnte sie als Grundlage dienen, um zur «Urpflanze der Heileurythmie» vorzudringen und von da aus neue Übungen und Indikationen rational zu entwickeln und zu diskutieren.

Ich selber habe mir mit etwas Arbeit die meisten Standardübungen, Krankengeschichten und menschenkundlichen Ausführungen in einer Datenbank zusammengestellt. Das gibt mir die Möglichkeit, hin und wieder eine Frage schnell zu klären, die ich sonst nicht beantworten könnte und indikationsspezifisch nach Übungen zu suchen.

Technisch wären die Einrichtung und der gemeinnützige Betrieb einer grossangelegten Übungsdatenbank im Internet kein Problem. Studenten von Heileurythmie-Ausbildungen könnten im Rahmen ihrer Diplom- und Masterarbeiten die Bearbeitung einzelner Teilgebiete übernehmen und zum Beispiel die Standardübungen und Krankengeschichten umfassend darstellen. Danach wäre die Gemeinschaft der Heileurythmisten gebeten, mit möglichst vielen Variationen beizutragen und die Sammlung durch individuell entwickelte oder gelernte Übungen zu ergänzen. Um den Aspekt des «Wie» zu berücksichtigen, müssten die Übungen im Hinblick auf Ausführung und Anwendung erläutert werden. Die Qualität der Einträge müsste durch geeignete Massnahmen sichergestellt und der Inhalt der Datenbank online und als Download zur Verfügung gestellt werden.

Die Bibliothek

Eine Bibliografie ersetzt keine Originalliteratur

Beatrix Hachtel und Angelika Gäch haben eine vollständige Sammlung aller Veröffentlichungen zur Heileurythmie von den Anfängen bis 2005 herausgegeben.[169] In sehr gelungenen und ausführlichen Zusammenfassungen führen sie durch die Literatur des ersten Jahrhunderts Heileurythmie. Ein ausführliches Register nach Indikationen, Themenbereichen und Stichworten ergänzt die Sammlung. Für die Jahre bis 2012 wird eine Literaturliste zum Download angeboten.[170]

Anhand einer Bibliographie kann man kaum beurteilen, ob es sich lohnt, den Artikel zu besorgen. Ausserdem braucht jemand, der an einem Thema arbeitet, meist nicht nur einen sondern mehrere Artikel. Für kreatives Arbeiten oder wenn ich auf dem Weg zu einem Klienten bin, und eine Frage bekomme, bräuchte ich die Anregung sofort. Beginne ich mit dem Besorgen der Literatur erst, wenn ich eine Frage habe, hat sich die Sache wahrscheinlich schon erledigt, wenn die Texte eintreffen. Sofern sie überhaupt noch erhältlich sind.

Da die Heileurythmie-Literatur in vielen kleinen Artikeln verstreut ist, ist der Aufwand für das Besorgen von Originalliteratur immens: Wo bekommt jemand, der in einem norwegischen Dorf wohnt, ein Buch, das nicht mehr im Handel ist, auf dem aber auf zwei Seiten über Aspekte der Heileurythmie berichtet wird? Lohnt sich der Aufwand von Adressensuche, Telefonaten, E-Mails usw. für einen heileurythmischen Privatdruck, der 15 Seiten hat? Wo befindet sich ein Original, wer kopiert mir das, und wie hoch ist das Entgelt? Aber nur am Original bekomme ich ein zuverlässiges Bild von dem, was der Autor vermitteln will, und kann mich inspirieren lassen. Eine Zusammenfassung, und sei sie noch so gut, kann das nicht.

Für einen Blick in den Beitrag «Leichte und Schwere im Menschen; Beiträge zur Therapie der Unterleibssenkung» muss das ganze Heft für 16 Euro plus Versandkosten bestellt werden.

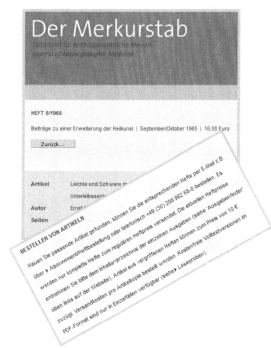

Wenn ich lese: *„... Daneben beschreibt er eine Art U M - Übung mit den Händen direkt am Bauch. Diese Übungen haben sich sehr gut bewährt"*,[171] werde ich neugierig: Wie geht eine UM-Übung direkt am Bauch? Das Original steht in einem Heft der «Beiträge zu einer Erweiterung der Heilkunst»[i] von 1965. Um den Artikel zu lesen, muss das ganze Heft für 16 Euro plus Versandkosten bestellt werden. Erst nach dessen Lektüre und dem Betrachten der dortigen Skizze wusste ich, was gemeint war: *„Das Prinzipielle der U-Übung ist schon wirksam, wenn die Patientin morgens und abends mit fest aneinandergepressten Füssen und Beinen und Gesässmuskulatur langsam auf die Zehen hoch-und auch langsam wieder. hinuntergeht. Etwa 10-mal*

---

[i] Heute «Der Merkurstab»

morgens und 10-mal abends tut jede Frau mit Uterusptose das gerne, weil sie selber spürt, wie gut ihr das tut. Verstärkt und speziell auf den Unterleib gerichtet kann diese Übung noch werden dadurch, dass die Patientin beide Hände auf den Unterleib legt, so, als ob sie die unteren Bauchpartien mit flachen, ausgestreckten Händen ergreifen wolle. Diese Geste ist wieder ein „U" mit den Händen und hat noch eine geheime „M"-Geste in sich. Während die Patientin dann langsam — etwa im Verlaufe von 3-5 Sekunden — in den Hochzehenstand übergeht, führt sie im gleichen Masse die Hände am Leibe entlanggleitend nach rechts bzw. links aussen oben (siehe Skizze).

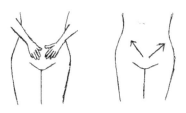

Wenn die Hände dabei genügend tief in den Unterleib eingreifen, dann ist das so, als wenn die ganzen Unterleibsorgane in die Höhe gehoben würden. Das empfinden die Frauen mit Uterussenkung unmittelbar als sehr wohltuend und beschwerdelindernd." [172]

2009 habe ich versucht, im dem damals von Carlo Janowski betriebenen «Heileurythmie-Portal» eine öffentliche Heileurythmie-Bibliothek einzurichten. Die ernüchternde Erfahrung war, dass nur wenige Autoren bereit waren, ihre Publikationen dafür zur Verfügung zu stellen. *„Meinen Abstract? Ja den können Sie gerne veröffentlichen! Meinen Originaltext? Nein, den sollen die Menschen kaufen!"*

Irgendwo kann man es verstehen. Denn ein Buch in einem Verlag zu veröffentlichen, auch in einem anthroposophischen, kostet dem Autor viel Geld. Das holt man nicht so leicht wieder herein. Ein Verlag investiert und riskiert viel, wenn er ein Buch herausgibt, dem eine kleine Leserschaft vorbestimmt ist. Aber das Resultat ist ernüchternd. Die Veröffentlichungen zirkulieren in kleinen Kreisen gegen Geld. Für das punktuelle, zielgerichtete Arbeiten sind sie nicht verfügbar. Wir haben das Projekt dann aufgegeben.

Die freie Heileurythmie-Bibliothek

Diese und ähnliche Überlegungen haben mich dazu geführt, mir meine eigene Sammlung wichtiger Heileurythmie-Literatur anzulegen. Wenn etwas erscheint, leihe ich es aus oder kaufe es und kopiere es in meine elektronische Bibliothek. Innerhalb weniger Sekunden habe ich vier bis fünf Publikationen auf dem Bildschirm, in denen etwas zu dem Thema steht, das mich interessiert. Für den Privatgebrauch ist das kein Problem. Jeder darf für sich Literatur kopieren und verwenden. Aber soll jetzt jeder loslegen und tausend Publikationen, d.h. zehntausende von Seiten scannen, damit er aus dem Vollen schöpfen kann?

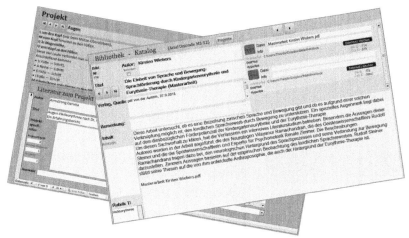

Elemente einer privaten Heileurythmie-Bibliothek

Ist es nicht schade, dass die Heileurythmie-Literatur so schlecht verfügbar ist? Bräuchten die Heileurythmie-Studenten für ihre Masterarbeiten und individuelle Inspiration nicht einen einfachen Zugang zu der oftmals auf ganz kleine Artikel verteilten Literatur? Wie könnte man eine weitgehend vollständige Heileurythmie-Literatur-Datenbank erstellen und öffentlich zugänglich machen?

Unter der Voraussetzung, dass auf bestehende Textsammlungen zugegriffen werden kann, könnte eine fast vollständige elektronische Bibliothek von zwei bis drei Personen in etwa 3 Monaten erstellt werden. Auch die Umwandlung der wichtigsten Texte in weiterbearbeitbare Textdokumente könnte in diesem Zeitraum durchgeführt werden.

Auf diese Weise könnte sich wahrscheinlich jede grössere Einrichtung eine institutsinterne Bibliothek für die Arbeit ihrer Studenten und Forschenden anlegen.[i] Ziel müsste aber sein, dass die Heileurythmie-

---

[i] Die rechtlichen Voraussetzungen müssen vorher abgeklärt werden.

Bibliothek im Internet gelesen oder heruntergeladen werden kann. Hier gibt es rechtliche Hürden, die zu beachten sind. Was kann man tun?

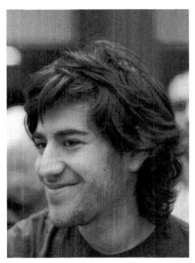

Aaron Swartz (1986 – 2013) [173]
2008 stellte Aaron Swartz 18 Millionen Seiten kostenpflichtiger Dokumente einer Justizdatenbank gratis ins Netz. 2010 lud er im Massachusetts Institute for Technology (MIT) fünf Millionen wissenschaftliche Artikel aus der digitalen Bibliothek herunter. Das MIT sah von einer Klage ab, machte 2011 den gemeinfreien Teil der Zeitschriftentexte öffentlich zugänglich und gab am 9.1.2013 bekannt, 4,5 Millionen Artikel kostenlos zugänglich zu machen.

Könnten die anthroposophischen Zeitschriften alle Artikel mit Bezug zur Heileurythmie grundsätzlich freigeben, um uns zu unterstützen? Könnten die anthroposophischen Verlage und Autoren ihre Bücher zumindest dann, wenn sie nicht mehr lieferbar sind, für die Aufnahme in eine elektronische Bibliothek freigeben? Kann man mit anthroposophischen Verlagen und Autoren Ablösesummen vereinbaren, dass Bücher fünf Jahre nach ihrem Erscheinen in die Bibliothek aufgenommen werden können? Finden sich Sponsoren, die das bezahlen würden? Oder bleibt uns nichts anderes übrig, als in irgendeiner Weise dem Vorbild von Aaron Swartz zu folgen?

Der Einsatz dafür, dass bald jedem Heileurythmisten eine komplette Heileurythmie-Bibliothek für seine Inspiration und Forschungsarbeit zur Verfügung steht, lohnt sich. Der ungehinderte und einfache Zugang zu der bestehenden Heileurythmie-Literatur wäre ein wichtiges Element, um mit unserer Bewegung mehr in Schwung zu kommen.

Therapie-Kaffees

Mein Versuch eines Therapie-Kaffees in Bern 2011 und 2012 hat nicht gezündet. Doch immer wieder denke ich an die literarischen Salons zur Zeit der Romantiker, wo so Wesentliches geschehen ist. Ist meine Hoffnung, dass in grösseren Städten regelmässige Treffen von Heileurythmisten, Therapeuten, Ärzten und Künstlern entstehen, eine Illusion? Treffen, wo neue Entwicklungen diskutiert und Bücher besprochen werden, wo Initiativen ausgedacht und in die Wege geleitet werden? Wo man hingehen kann, wenn man auf einer Reise durch Hamburg, Dortmund oder Wien kommt? Wo ist die Plattform für solche Adressen?

Gedanken-Eurythmie

Bühneneurythmie wird vor allem an ästhetische Kriterien gemessen: Haben die Künstler das aufgeführte Stück angemessen interpretiert? Waren die Füsse lebendig im Ausdruck? Habe ich mich wohl gefühlt beim Betrachten?

In den Worten von Rudolf Steiner: „Der Künstler bringt das Göttliche nicht dadurch auf die Erde, dass er es in die Welt einfliessen lässt, sondern dadurch, dass er die Welt in die Sphäre der Göttlichkeit erhebt. … Das Was bleibt ein Sinnliches, aber das Wie des Auftretens wird ein Ideelles. Wo diese ideelle Erscheinungsform am Sinnlichen am besten erscheint, da erscheint auch die Würde der Kunst am höchsten."[174]

Mit diesem Ideal im Hintergrund versucht der Eurythmist mittels der Qualität seiner Darstellung anhand hochstehender Inhalte aus Musik und Dichtung den Zuschauer zu einem innerlichen Mitbewegen und zu einem innerlichen Sich-Erheben anzuregen. Der Zuschauer soll sich nach einer Aufführung besser fühlen als vorher.

Nach der Eurythmie-Aufführung sprechen die Menschen nur selten darüber, was sich der Dichter bei diesem oder jenen Satz vielleicht gedacht hat. Was soll man nach einer Aufführung des kurzen, aber tiefen Textes von C.F. Meyers «Begegnung»[175] auch inhaltlich besprechen? So eine Dichtung lässt man im Inneren wirken. Man spricht stattdessen über seine ästhetischen Eindrücke, zum Beispiel anhand oben genannter Kriterien. Oft nicht zum Besten der Darsteller. Der Inhalt geht verloren.

Inhalte ankommen lassen

Der Besuch einer Aufführung des Stückes FABRIKK von «Karl's kühne Gassenschau» wurde mir zum Aha-Erlebnis. Das Stück erzählt die Geschichte eines traditionsreichen Schokoladenunternehmens, das in den chinesischen Markt expandieren will. Was sich anfänglich als riesige Chance erweist, wird im Verlaufe des Stückes zur grössten Herausforderung. Die Chinesen wollen nicht nur das Geheimnis der Schweizer Schokoladenproduktion kennen lernen, sondern gleich die ganze Fabrik kaufen.[176]

Die Akrobatik war nicht extrem waghalsig und meine ästhetischen Bedürfnisse kamen nicht ganz auf ihre Kosten. Aber plötzlich elektrisierte mich die Beobachtung, dass in diesem Freilichttheater 2500 Menschen gebannt dem Geschehen zuschauten und spürbar Betroffenheit zeigten. Ich erlebte griechisches Mysterientheater, Katharsis.

Da begriff ich, dass eine Darstellung, die bei den Zuschauern ankommen will, gar nicht perfekt sein muss. Wenn sie eine verständliche Sprache spricht und die Schauspieler authentisch spielen, dann erreicht sie die Menschen. Das Künstlerische der Darstellung hat dabei die Aufgabe, dass die Botschaft «ansprechend» rüberkommt. Das Publikum freut sich über die künstlerischen Details – und erlebt die Inhalte.

Mir kam während der Aufführung der FABRIKK das Bild einer Eurythmie, die es sich zur Aufgabe macht, dass inhaltliche Aussagen, so beim Publikum ankommen, dass nachher intensiv über diese diskutiert wird. So dass vor lauter Beschäftigung mit dem Thema in den Hintergrund tritt, wie ich als Künstler war. Eine Eurythmie, die dafür sorgt, dass die Gedanken, die man transportieren möchte, besser verstanden werden, sich tiefer einprägen und lange erinnert werden. Eine Eurythmie, die Aspekte erlebbar macht (bewusst oder unbewusst), die sonst verschlafen werden.

Dann hat man ein neues Kriterium dafür, wie «gut» die Aufführung war: Je besser die Eurythmie war, umso mehr diskutiert das Publikum über die inhaltlichen Aussagen. Je mehr man über die Eurythmie und über den Künstler spricht, umso schlechter war die Darstellung.[i]

---

[i] In diesem Sinne wäre zum Beispiel die Aufführung einer begnadeten Künstlerin, bei der die Menschen über die wunderbare Art der Darstellung sprechen «schlecht», da ihre Fähigkeiten benutzt wurden, die Aufmerksamkeit auf sich zu ziehen, statt die Botschaft ankommen zu lassen.

Eurythmie-Vorträge

Darf man von Zeiten träumen, in denen es selbstverständlich geworden ist, dass anthroposophische Redner ihre Vorträge nicht mehr halten, sondern selber als Eurythmie vor-tragen? Der Redner, z.B. ein Arzt, kann dann zwar weniger sagen. Aber indem er versucht, seine Gedanken mit adäquaten eurythmischen Gebärden und Gestaltungen zu verdeutlichen, erreicht er letztendlich mehr, denn er nimmt die Menschen auf seine Suche mit. Auch wenn es ihm nicht leicht fallen wird, sein Bemühen würde sichtbar und wahrscheinlich würden mehr Menschen verstehen, was er eigentlich sagen will. Wichtige Details seiner Gedanken würden sichtbar und deshalb viel präziser erinnert als nach einem nur gehörten Vortrag.

Würden getane Gedanken einem Anthroposoph nicht besser anstehen, als sie nur als gedachte Gedanken vor das Publikum zu stellen? Der Vortragende beschreitet damit den Weg vom Bilden des eigenen Gedankens bis zur tätigen Überreichung in der Seele des anderen. Er übernimmt nicht nur die Verantwortung für das Erzeugen seiner Gedanken sondern auch dafür, ob und wie sie ankommen.

Alles, was von innen kommt, weckt natürlich mein Interesse als Heileurythmist. Wie gestaltet man eine Eurythmie, die den Menschen nicht über die ästhetische Empfindung von aussen sondern über den Inhalt von innen ergreift? Mit eurythmischen Demonstrationen zum hebräischen Alphabet habe ich 2012 und 2013 erste Versuche gemacht. Ein Ausschnitt „Womit endet das deutsche Alphabet?" ist auf YouTube und auf www.bewegteworte.ch zu sehen.

Gerne würde ich in einer abendfüllenden Vorstellung Teile aus dem ersten Teil dieses Buches zur Darstellung bringen. Unter anderem könnte gezeigt werden, wie im Menschen Ätherleib, Astralleib und Ich zusammenwirken und wie diese im Alltag erlebt werden können. Darüber hinaus könnte man versuchen, Heileurythmie so zu erklären, dass der Zuschauer danach sagt, jetzt habe er etwas davon verstanden. Ein ideales Spiegelungs- und Identifikationsobjekt wäre z.B. der Tango. Eine Idee zu einem solchen Projekt finden Sie auf Seite 233.

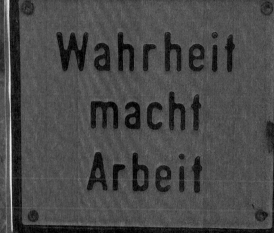

Anhang

Stele im Kräutergarten
Artemisia
www.artemisia.de

Die ersten Heileurythmistinnen

Die folgenden Lebensdaten der Pioniere der Heileurythmie sind entnommen aus «Aus der Entwicklung der Heileurythmie», Stuttgart 1983 und «Aus der Entstehungszeit der Heileurythmie», Stuttgart 1995.

Beim Heileurythmie-Kurs (12.-18.4.1921) waren die Initiantinnen <u>Elisabeth Baumann-Dollfuss</u> (15.7.1895-12.2.1947) 25 Jahre, <u>Erna van Deventer-Wolfram</u> (31.3.1894 – 31.1.1978) 27 Jahre alt. Nach dem Kurs wurden sie beauftragt, die Heileurythmie nicht nur auszuüben sondern auch zu unterrichten. Elisabeth Baumann tat das im Rahmen der Waldorfschule Stuttgart, Erna van Deventer in Holland.

Die Ärztin <u>Maria Glas</u> (8.2.1897-7.2.1983) war 24 Jahre alt, als sie am Heileurythmie-Kurs teilnahm und danach die heileurythmische Tätigkeit zu einem Schwerpunkt ihrer medizinischen Arbeit machte. Sie schreibt: „Sofort nach Beendigung des Kurses versuchte ich in aller Naivität, das eben Erlernte anzuwenden. Und siehe da – es wirkte."

<u>Margarethe Kirchner-Bockholt</u> (8.10.1894 - 9.4.1973) war 26 Jahre alt, als sie als junge Ärztin im Juni 1921 in Dornach ihre Eurythmieausbildung begann. Am einen Monat vorher gehaltenen Heileurythmie-Kurs hat sie noch nicht teilgenommen. Im August 1922, trat sie als Ärztin in die Ita Wegman Klinik ein, um Medizin und Eurythmie zur Heileurythmie zu verbinden. Mit 27 Jahren bekam sie von Rudolf Steiner den Auftrag zur Pflege und Ausarbeitung der Heileurythmie.

Die Ärztin <u>Julia Pache-Bort</u> (16.3.1896-17.11.1955) hat nach ihrem Medizinstudium 1922, d.h. mit 26 Jahren, in Stuttgart Eurythmie studiert. Danach hat sie zusammen mit Margarethe Kirchner-Bockholt die Heileurythmie insbesondere als Therapie bei Entwicklungsstörungen erarbeitet. Sie ist Mitbegründerin und Ärztin des Heilpädagogischen Heimes Sonnenhof in Arlesheim.

<u>Ilse Knauer</u>, Ärztin für Augen-, Hals-, Nasen- und Ohrenkrankheiten (7.1.1893-3.8.1981) nahm im Juni/Juli 1924, d.h. mit 31 Jahren am Heilpädagogischen Kurs teil, nachdem sie vorher schon am Pastoralmedizinischen Kurs teilgenommen hatte. Kurz danach wurde sie Ärztin für das neu gegründete heilpädagogische Institut Lauenstein. Rudolf Steiner, der die Einrichtung besuchte, gab heilpädagogische und medizinische Rat-

schläge und beauftragte die junge Ärztin mit der Ausübung der Heileurythmie mit den Kindern. 1925 d.h. in ihrem 32. Lebensjahr, ging sie als Assistenzärztin an die Ita-Wegman-Klinik, wo sie täglich mehrere Stunden Heileurythmie für die Patienten gab. Ein besonderer Schwerpunkt ihrer vielfältigen ärztlichen Tätigkeiten wurde die Entwicklung der Augen-Heileurythmie zusammen mit der Heileurythmistin Elsbeth Sophia Barthold (11.12.1893 - 25.05.1985).

Als Else Sittel (18.8.1903-8.12.1976) 1925/26, d.h. mit ca. 23 Jahren ihre Eurythmie-Ausbildung abschloss, wurde sie von Ita Wegman als Heileurythmistin für deren Klinik angefragt. Diese Aufgabe ergriff sie zugunsten musikalisch-künstlerischer Aufgaben zunächst noch nicht, erhielt aber von Ita Wegman eine persönliche Ausbildung als Medizinerin. Mit 31 Jahren, von 1934 bis 1939, übernahm Else Sittel die Heileurythmie in der Klinik und bildete dort auch Heileurythmisten aus. Danach kehrte sie nach Deutschland zurück und wirkte dort für die Heileurythmie.

Trudi Hartmann (26.5.1900 – 14.10.1981) beginnt mit etwa 25 Jahren, in der Waldorfschule in Stuttgart zu unterrichten. Den Vorschlag von Ita Wegman, Heileurythmie zu studieren, lehnt sie zunächst ab. Erst 1931, nach einer erneuten Intervention von Ita Wegman, beginnt sie 31-jährig mit dem Heileurythmie-Studium an der Ita Wegman-Klinik. Ein Eurythmie-Studium hat sie nach meinen Informationen nicht gemacht. Später führte sie eine Heileurythmie-Praxis in Den Haag, seit 1950 bildete sie Heileurythmisten aus.

Ingeborg Zeylmans van Emmichhoven (14.10.1898-21.1.1960) war eine bei Annemarie Donath ausgebildete Eurythmistin und wirkte an der Seite ihres Mannes Willem Zeylmans van Emmichhoven als Heileurythmistin.

Signe Roll-Wikberg (26.3.1894-17.7.1979) hat ab 1919, d.h. mit 25 Jahren, in Dornach Eurythmie und dann Heileurythmie gelernt. Anfang 1923, mit 28 Jahren, kehrt sie nach Norwegen zurück, wo sie in verschiedenen Steiner-Schulen wirkt und neben Leitungsaufgaben und Klassenlehrertätigkeiten auch Eurythmie und Heileurythmie gab. Später konnte sie sich ganz der Heileurythmie und deren Vermittlung widmen.

Trude Thetter (25.2.1907-25.9.1982) beendete 1927, d.h. mit 20 Jahren ihre Eurythmie-Ausbildung in Stuttgart und erhielt von Marie Steiner den

Auftrag, in Wien eine Eurythmie-Schule zu gründen. 1934, mit 27 Jahren erhielt sie von Elisabeth Baumann ihr Heileurythmie-Diplom.[177] 1952 übernahm sie die Leitung der Heileurythmie-Ausbildung am Goetheanum.

Ilse Rolofs und Elisabeth Maier: Ilse Rolofs (17.10.1903-29.12.1981) begann 1919 mit 16 Jahren in Stuttgart Eurythmie zu studieren, und unterrichtete mit 18 Jahren an der Steinerschule in Hamburg Eurythmie, Handarbeiten, Malen und Englisch. Ein halbes Jahr später wurde sie von Rudolf Steiner nach Stuttgart gerufen, um von der 25-jährigen Elisabeth Maier (10.1.1898-26.3.1923) die Heileurythmie zu erlernen. Diese hatte mit 23 Jahren am Heileurythmiekurs teilgenommen. Mit 25 Jahren führte sie auf Wusch Rudolf Steiners unter Aufsicht des Arztes Otto Palmer bettlägrig und todkrank die beim Heileurythmiekurs nicht anwesende Ilse Rolofs in die Heileurythmie ein. Sie erklärte der 19-jährigen Ilse die Übungen vom Bett aus und diese übte, bis die Übungen sassen. Danach begann Ilse Rolofs, an der Rudolf-Steiner-Schule Hamburg auch Heileurythmie zu geben. Ihre Erfahrungen gab sie später zusammen mit Trude Thetter in der Heileurythmie-Schule am Goetheanum weiter.

Isabelle de Jaager (20.7.1892-11.12.1979) ging einen sehr individuellen Weg zur Heileurythmie. Sie begann auf Anweisung Rudolf Steiners als 24-jährige mit der Eurythmie, war langjährige Bühnenkünstlerin unter Marie Steiner und wurde mit 34 Jahren Leiterin der Eurythmieausbildung. 20 Jahre später erkrankte sie schwer und gab die Leitung der Eurythmie-Ausbildung auf. Durch ihre Erkrankung kam es im Laufe der fünf Jahre dauernden Heilung zu einer individuellen Umwandlung der Eurythmie in Heileurythmie.

Ungefähres Alter, in dem begonnen wurde, die Heileurythmie zu erlernen oder auszuüben

Ilse Rolofs	19	Margarethe Kirchner-Bockholt	26
Else Sittel	23	Signe Roll-Wikberg	27
Maria Glas	24	Trude Thetter	27
Elisabeth Baumann-Dollfuss	25	Ilse Knauer	31
Elisabeth Maier	25	Trudi Hartmann	31
Erna van Deventer-Wolfram	27	Ingeborg Zeylmans van Emmichhoven	?
Julia Pache-Bort	26	Isabelle de Jaager	?

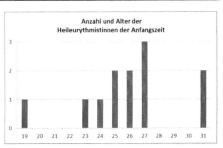

Eurythmie oder Eurhythmie

Originaltext von Otto Fränkl-Lundborg
«Das Goetheanum», 26. Juli 1970, S. 246

„Immer wieder taucht die Frage auf, ob «Eurythmie» oder «Eurhythmie» zu schreiben sei. Die von Rudolf Steiner gebrauchte Schreibweise «Eurythmie» ist philologisch die richtige.

«Rhythmus» wird allerdings mit rh geschrieben, weil der griechische Buchstabe und Laut «Rho» aspiriert gesprochen und geschrieben wurde, wenn er am Anfang eines Wortes stand, also den Anlaut bildete, nicht aber im Inlaut, also an weiterer Stelle im Wort.

In Zusammensetzungen behält das Anfangs-Rho seinen Anlautcharakter. Denn in solchen Zusammensetzungen haben sich für den Griechen die Teile ihre ursprüngliche, auch orthographische Selbständigkeit bewahrt. Ja, das Rho hatte eine solche innere Gewalt des Rollens, dass es sich in Zusammensetzungen, die vokalisch auslauten, sogar verdoppelte. So heisst es Arrhythmie aus «a» und »rhythmia» und Kakorrhythmie aus «kakos» und «rhythmia».

Eine Ausnahme aber bildete gerade «eu», das Adverb, das gut, wohl, bezeichnet. Haben die Griechen dieses «eu» einem andern Worte vorangestellt, so galt das neue Wort nicht als aus zwei selbständigen Teilen zusammengesetzt, sondern die beiden Teile verschmolzen zu einem einzigen neuen Wort. Im Falle «Eurythmie» kam demnach das Rho vom Anlaut in den Inlaut und hat seine Aspiration, das nachfolgende h, verloren. Sonst müsste es folgerichtig Eurrhythmie heissen!

Der allmächtige «Duden» — ich darf natürlich nicht sagen: kennt, aber — anerkennt diese Ausnahme nicht. Er beruft sich darauf, dass schon bei Vitruv «Eurythmie» in der lateinischen Schreibung eurhythmia erscheint. Vitruvius Pollio hat vor zweitausend Jahren geschrieben. Der «Duden» scheint in der erstaunlichen Lage zu sein, das Originalmanuskript von «De architectura» zu kennen! Aber auch wenn Vitruvius so geschrieben hätte — er war und ist die Autorität für antike Architektur und auch Technik, nicht aber für griechische Orthographie."

Atmen in der Heileurythmie

Auszug aus dem Heileurythmiekurs [178]

Frage: „Könnten die therapeutischen Eurythmieübungen nicht durch rationelle Atemübungen unterstützt werden? Es braucht ja nicht gleich Hatha-Yoga zu sein."

Rudolf Steiner: „Nun, dazu habe ich das Folgende zu bemerken: Rationelle Atemübungen zur Unterstützung der Eurythmieübungen, die sind für unsere Zeit bei der gegenwärtigen, und auch in der nun einmal eingeschlagenen Richtung immer weitergehenden Menschennatur nur in der folgenden Weise zu behandeln. Man wird nämlich bemerken, dass unter dem Einflusse namentlich des vokalisierenden Eurythmisierens von selbst eine Tendenz zur Änderung des Atmungsrhythmus entsteht. Das wird man bemerken. Und nun steht man eben vor der Unbequemlichkeit, dass man hier nicht schablonisieren soll, nicht irgendetwas im Allgemeinen sagen soll, sondern dass man dasjenige, was man tun soll, erst beobachten soll. Man soll sich im einzelnen individuellen Fall damit befassen, die Atmung eines Menschen, dem man nach sonstigem Befunde mit vokalisierendem Eurythmisieren heilend helfen will, diese Atmungsänderung zu beobachten, und dann soll man ihn darauf aufmerksam machen, dass er bewusst diese Tendenz nun fortsetzt. Denn wir sind nicht mehr Menschen, wie es die alten Orientalen waren, die den umgekehrten Weg gehen können, durch vorgeschriebenes Atmen den ganzen Menschen wiederum zu beeinflussen. Das ist etwas, was unter allen Umständen, wenn es so oder so vorgeschrieben wird, zu inneren Schocks führt, und was eigentlich vermieden werden sollte. Wir sollten, wir müssen eben lernen, dasjenige zu beobachten, was uns die Eurythmie lehrt, namentlich die vokalisierende Eurythmie lehrt über ihren eigenen Einfluss auf den Atmungsprozess. Und dann können wir bewusst fortsetzen dasjenige, was im einzelnen Falle eurythmisch auftritt. Sie werden da nämlich durchaus sehen, dass dieser Prozess, dieser Atmungsprozess in einer gewissen Weise individuell, das heisst, verschieden für die verschiedenen Menschen eben fortgesetzt wird."

Heileurythmie-Videos im Netz und auf DVD

Michaela Trefzer, Demonstration der Laute B, M, L, A-E-I-O-U

http://heileurythmie-trefzer.de/html/wirkungsweise.html

Michaela Trefzer zeigt auf ihrer Website in vier kurzen Clips von je ca. 1 Minute Dauer das B, das M, das L und A - E - I - O - U.

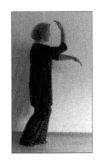

Adelheid Charisius, HE mit Säuglingen, Kleinkindern, Schulkindern

Zwei DVDs à 45 Minuten

Das Buch und DVDs zeigen Ziele und Therapieansätze für die Heileurythmie in der Kinderabteilung im Gemeinschaftskrankenhaus Herdecke. In sechs Filmen werden Beispiele aus den verschiedenen Altersstufen gezeigt.

81 S., 15,00 Euro mit 2 Video-DVD, 2007, ISBN 978-3-89979-085-6, www.achari.de

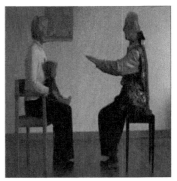

Ursula Steinke, Eurythmietherapie im 2. Jahrsiebt

DVD à 50 Minuten, im Netz nicht verfügbar

„Ursula Steinke stellt hier aus ihrer langjährigen Erfahrung als Heileurythmistin Kinder vor, die uns bewegen können - durch den Ernst, mit dem sie uns gegenübertreten, durch ihre Freude beim Gelingen der Übungen und durch ihre sich keimhaft offenbarenden seelischen Ausdrucksmöglichkeiten. Die Kinder zeigen uns Übungen für alterstypische Entwicklungsprobleme."[179]

ISBN 978-3-89979-118-1, 12,50 Euro

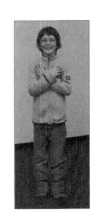

Jane Schwab, Heileurythmie bei Angst-Störung

12 Heileurythmie-Übungen auf Vimeo und YouTube

Zwölf Videos zum Fallbericht «Heileurythmie bei Angst-Störung». Dieser war Teil einer Schulung zum Schreiben von Berichten, die 2006 und 2007 an den Vidarkliniken stattfand. Der Bericht enthält Beschreibungen des anthroposophischen Menschenbildes, Anthroposophischer Medizin und Heileurythmie sowie eine Kausalitäts-Analyse. Download als PDF beim Internationalen Forum Heileurythmie > Forschung.

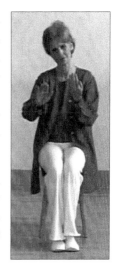

Die kurzen Videos von etwa einer Minute Dauer haben zwischen 250 und 1'600 Aufrufe. Beim Stichwort Heileurythmie oder Eurythmietherapie werden einige nicht gelistet. Man muss unter Jane Schwab suchen. Auf www.bewegteworte.ch > Videos von KollegInnen sind sie auf einer Seite zusammengestellt.

Herbert Langmair, Videos zu ADHS und Strabismus

YouTube, www.bewegungspraxis.ch

In zwei Videos à 25 und 30 Minuten demonstriert Herbert Langmair Übungen zum Thema ADHS. In kurzen Videos werden Aufnahmen mit einem Jugendlichen am Beginn einer Behandlung und nach einem halben Jahr gezeigt.

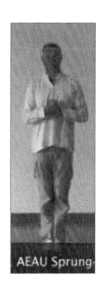

In einem zweiminütigen Video werden von einem Kind mehrere Elemente der Behandlung vor und nach einigen Behandlungsperioden (nach 5 Jahren) gezeigt und gefragt ob am Blick des Kindes eine Veränderung wahrnehmbar ist und eine Beziehung zwischen Bewegungsdynamik und Strabismus sichtbar werden kann.

Eine DVD und eine Bachelorarbeit über Strabismus kann käuflich erworben werden.

Aphasie-Projekt, SMA, LMI, TMU Variationen

3 Videos auf YouTube, 9 Videos auf www.eu.aphasie.com

Demovideos «zur Wiederherstellung von Armen und Beinen» für das Üben zu Hause.

Gemäss Angaben auf der Website erarbeitete eine Studentin das Projekt «Heileurythmie bei Aphasie» im Rahmen einer Masterarbeit. Die Namen von drei Heileurythmistinnen in Bonn, Köln und Stuttgart und der deutsche Berufsverband werden als Ansprechpartner für Fragen genannt. Es wird empfohlen, fünfmal wöchentlich 45 Minuten zu üben.

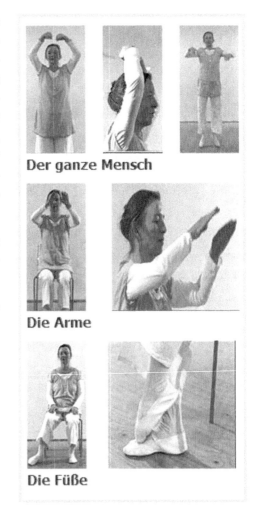

Auf www.eu.aphasie.com werden folgende Ziele für das Projekt genannt:

- möglichst grosser Bekanntheitsgrad der Heileurythmie in der Öffentlichkeit.
- Heilungssuchende sollen so Hilfe finden können.
- Gedächtnisstütze für Übende zu Hause.
- Archiv für heileurythmische Übungen.
- Allgemeine Informationen zur Heileurythmie.

Neben Variationen von SMA, LMI, TMU werden auf dieser Seite und auf YouTube auch «Hallelujah» und «Ich denke die Rede» gezeigt.

Dmitri Vinogradov, Unterrichtsmitschnitte und Demonstrationen

Viele Videos auf YouTube

Die Videos sind kurze Sequenzen aus dem Unterricht mit Kindern oder eigene Demonstrationen mit Heileurythmie-Vorschlägen für Beschwerden wie Haltungsschäden, Hautausschlag, Gicht usw. Letztere sind durch Belichtungsumkehr (Dunkel wird hell, Hell wird dunkel) verfremdet, wodurch der Heileurythmist unkenntlich wird.

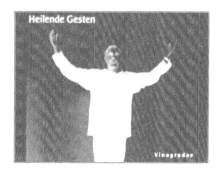

Theodor Hundhammer, Videos zum Thema Heileurythmie

Auf YouTube und auf www.bewegteworte.ch > Videos

Heileurythmie in der Werksiedlung Renan
Einblicke in die Heileurythmie mit Erwachsenen mit Unterstützungsbedarf
(2014, 16 Minuten)

Frz.: Eurythmie thérapeutique à la Werksiedlung Renan

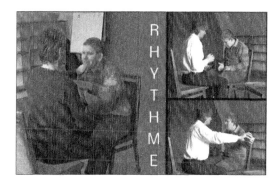

Wasserfall, Spirale und 12-teilige Stabübung
Eine Demonstration am Begegnungstag der Werksiedlung Renan
(2013, 6 Minuten)

Mitschnitt einer Heileurythmie-Stunde in der Sozialtherapie
Förderung von Gleichgewicht, Sicherheit beim Gehen, Entspanntheit
(2013, 15 Minuten)

Der Tierkreis im Menschen - Die Laute im Bezug zum Körper
Vortrag am Info-Tag für KomplementärTherapie in Bern
(2012, 18 Minuten)

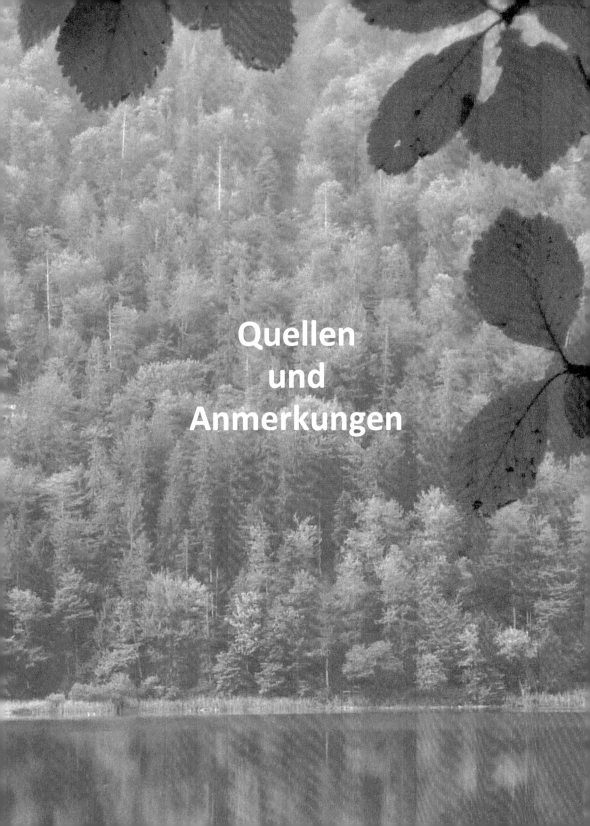

Quellen und Anmerkungen

1 Andrew Taylor Still (* 6. August 1828 in Lee County, Virginia; † 12. Dezember 1917 in Kirksville, Missouri) entwickelte Ende des 19. Jahrhunderts die heute zur Alternativmedizin gezählte Osteopathie.
http://de.wikipedia.org/wiki/Andrew_Taylor_Still, 29.7.2014

2 Applied Kinesiology wurde in den 1960er Jahren von dem amerikanischen Chiropraktiker George Joseph Goodheart entwickelt. Er entwickelte ein System von diagnostischen und therapeutischen Techniken, die ihre Basis in der Chiropraktik haben und Elemente der Osteopathie, der Meridianlehre, der traditionellen chinesischen Medizin, der orthomolekularen Medizin haben.
http://de.wikipedia.org/wiki/Angewandte_Kinesiologie, 29.7.2014

3 Als Pionier der neueren westlichen Reflexzonenmassage gilt der amerikanische Arzt William Fitzgerald (1872–1942). Sie beruht auf den Druckbehandlungsmethoden indianischer Volksmedizin und deren Vorstellungen über reflektorische Zusammenhänge. Die Fussreflexzonenbehandlung ist aber auch in den fernöstlichen Massagetraditionen bekannt. Sie findet sich in der ayurvedischen Massagetradition genauso wie in der historischen Thaimassage und der chinesischen Tuinamassage. http://de.wikipedia.org/wiki/Reflexzonen, 29.7.2014

4 Der Begründer der Chiropraktik ist Daniel David Palmer (* 7. März 1845 in Pickering, Kanada; † 20. Oktober 1913 in Los Angeles, USA). Sein Lehrer war vermutlich Jim Atkinson aus Davenport in Iowa.
http://de.wikipedia.org/wiki/Chiropraktik, 29.7.2014

5 Vergleiche z.B.: Gunver S. Kienle; Hans-Ulrich Albonico; Erik Baars; Harald J. Hamre; Peter Zimmermann; Helmut Keine, Anthroposophic Medicine: An Integrative Medical System Originating in Europe, www.gahmj.com, November 2013, Volume 2, Number 6, Download: Website Int. Forum Heileurythmie am 9.8.2014

6 http://de.wikipedia.org/wiki/Vitruv, 30.7.2014

7 z.B.: „Die Türen der Zimmer müssen so angebracht werden, dass dadurch nichts unregelmässiges entsteht. Sind sie an einer den Fenstern gegenüberstehenden Wand, so müssen sie entweder auf einen Pfeiler oder auf ein Fenster treffen. Überhaupt wird ein nachdenkender Baumeister sie allemal so anzubringen suchen, dass weder von aussen noch von innen die Regelmässigkeit noch die Eurythmie gestört wird." Sulzer: Allgemeine Theorie der Schönen Künste, Band 2. Leipzig 1774, S. 1155-1156. Permalink: www.zeno.org/nid/20011449969

8 „Die Zusammensetzung ... ist die beste, wenn sie bei Beobachtung der zartesten Gesetze der Eurythmie, die Gegenstände so ordnet dass man aus ihrer Stellung schon ihr Verhältnis daraus abspinnen kann. Die schönsten einfachsten Beispiele

geben uns Raphaels Bibel, Domenichins Exorcismus in Grotta Ferrata." Johann Wolfgang von Goethe an Johann Heinrich Meyer, Weimar d. 27. Apr. 1789

9 z.B.: „ ... War nicht Wohllaut jeder deiner Züge? Nicht dein Bau die reinste Eurythmie? ..." Ludwig Gotthard Kosegarten: An Juliens Grabe (1825)

10 „... Man ist in keiner Kunst mehr von den wahren Grundsätzen, auf denen sie beruht, abgewichen, als in dieser. Mancher Eigentümer oder Gärtner glaubt einen um so viel schöneren Garten zu haben, umso mehr es ihm gelungen ist, die Natur daraus zu verdrängen. Man macht Büsche von dürrem Holz, und Fluren von Korallen. Man sucht, so viel möglich, wie in einem Gebäude, eine Hälfte des Gartens der andern ähnlich zu machen, *da die Natur die Eurythmie überall in Landschaften vermeidet.* Wie mancher natürlich schöner Platz ist nicht mit erstaunlichen Unkosten in einen unfruchtbaren und langweiligen Platz verwandelt worden?" Sulzer: Allgemeine Theorie der Schönen Künste, Band 1. Leipzig 1771, S. 421-424

11 „Wie aber zur Schönheit der sichtbaren Formen nicht bloss Eurythmie, sondern auch ein mit dem Innern, oder dem Geist der Sache übereinstimmender Charakter erfordert wird; so muss auch die Periode dem Klange nach mit dem Sinn der Worte und der Sätze genau übereinstimmen...." Lexikoneintrag zu «Numerus» (Wohlklang der ungebundenen Rede) in Sulzer, Allgemeine Theorie der Schönen Künste, Band 2. Leipzig 1774

12 „Eurhythmie, das richtige schöne Verhältnis in der Bewegung, Ebenmass, z.B. im Gesang, Tanz etc.; auch das rechte Verhältnis der Teile eines Ganzen." Brockhaus' Kleines Konversations-Lexikon, fünfte Auflage, Band 1. Leipzig 1911, S. 542

13 Emile Jaques-Dalcroze (* 1865 in Wien, † 1950 in Genf), Schweizer Komponist und Musikpädagoge, gilt als der Begründer der rhythmisch-musikalischen Erziehung.

14 Weiterführende Informationen finden Sie in dem Aufsatz von Hans Fors „Wiederholung oder Erneuerung? Untersuchungen zur Entstehungszeit der Eurythmie" www.premiumpresse.de/userpics/ae1da4df722b5b869830da630056a252.pdf

15 „Mit der Erziehung zur Persönlichkeit umfasst sie das ganze Gebiet der Eurythmie. Es handelt sich nicht mehr um die Technik allein, sondern um die Kunstpädagogik, von der die Ausdruckskultur, in Tanz, Ton und Wort, nur der praktische Teil ist. Der Eleve soll neben der Pflege seiner geistigen und physischen Talente auch Gelegenheit erhalten, die Zusammenhänge seiner Kunst im rhythmischen und kulturellen Ganzen zu erfassen. Er soll sich nicht nur als Individuum, sondern als Teil im Kosmos und im Gesamtkunstwerke empfinden." Hugo Ball: Über Okkultismus, Hieratik und andere seltsam schöne Dinge, in: Schriften, Der Künstler und die Zeitkrankheit, Frankfurt a.M. 1984, S. 54-58

16 Vergleiche dazu den Aufsatz von Otto Fränkl-Lundborg im Anhang auf Seite 193
17 Friedrich Schiller: Der Schlüssel zur Gelassenheit, Margit Hoffmann (Hrsg.) 2007, S. 96, ISBN: 3890086985
18 DER GESUNDHEITSMARKT, Vortrag von Dr. Joachim Kartte, Roland Berger Strategy Consultants, Berlin, 12. Juni 2008, Tagung "Die Chancen der Gesundheitswirtschaft nutzen", Folie 12 von 12, Download: Bundesministerium für Wirtschaft, 14.9.2014,
www.bmwi.de/BMWi/Redaktion/PDF/G/gesundheitswirtschaft-workshop2-kartte-gesundheitsmarkt
19 www.bundesregierung.de/Content/DE/Magazine/MagazinWirtschaftFinanzen/061/sb-zweiter-gesundheitsmarkt.html, 29.7.2014
20 Zusammenfassung einer Information des Bundesministerium für Gesundheit:
www.bmg.bund.de/gesundheitssystem/gesundheitswirtschaft/gesundheitswirtschaft-im-ueberblick.html#, 29.7.2014
21 Der Abschnitt ist eine Zusammenfassung von Beschreibungen Rudolf Steiners aus GA 9 Theosophie, GA 13 Die Geheimwissenschaft im Umriss, GA 45 Anthroposophie, ein Fragment, GA 58 Metamorphosen des Seelenlebens, Pfade der Seelenerlebnisse. Zugunsten der besseren Lesbarkeit wurde auf ein ausführliches «wissenschaftliches Zitieren» verzichtet, weshalb die Angaben die die Textausführungen inspiriert haben, nicht zitatmässig nachgewiesen werden.
22 Vortrag «Die Mission der Wahrheit» am 22. Oktober 1909 in: Rudolf Steiner, Metamorphosen des Seelenlebens, Pfade der Seelenerlebnisse, GA58, S. 77ff
23 Johann Wolfgang von Goethe, Vermächtnis
24 Johann Wolfgang von Goethe, Pandora. Die abschliessenden Verse der Eos: Was zu wünschen ist, ihr unten fühlt es; / Was zu geben sei, die wissen's droben. / Gross beginnet ihr Titanen; aber leiten / Zu dem ewig Guten, ewig Schönen, / Ist der Götter Werk; die lasst gewähren.
25 Rudolf Steiner, Metamorphosen des Seelenlebens, Pfade der Seelenerlebnisse, Vortrag «Die Mission der Wahrheit», 22. Oktober 1909, GA58, S. 97
26 Rudolf Steiner, «Die Mission der Wahrheit» am 22. Oktober 1909 in GA58, S. 96f
27 „Auch wenn wir vordenken, wenn wir also uns etwas vornehmen, das wir durch den Willen dann ausführen, so liegen ja einem solchen Vordenken Erfahrungen zugrunde, nach denen wir uns richten. Auch dieses Denken ist in gewisser Beziehung natürlich ein Nachdenken." Rudolf Steiner, Menschenwerden, Weltenseele und Weltengeist, GA205, elfter Vortrag, 15. Juli 1921, S. 190
28 Goethe schrieb diese Zeilen am 31. Dezember 1829 an Carl Friedrich Zelter
29 Rudolf Steiner, Philosophie der Freiheit, GA 4, S. 116
30 Philippus Theophrastus Paracelsus (1493 - 1541), eigentlich Philippus Aureolus Theophrast Bombastus von Hohenheim, in: Paracelsus Lebendiges Erbe, Eine

Auslese aus sämtlichen Schriften, Reichl Verlag 2002, Nachdruck der Ausgabe Zürich, Leipzig, Rascher von 1942, S. 119
31 Offenbarung des Johannes 3,15-16, Übersetzung von Walter Jens
32 Olaf Tausch, Relief des Gottes Bes neben dem römischen Nordtor des Tempelkomplexes von Dendera, Ägypten, März 2011 Creative Commons (CC BY 3.0)
33 In der ägyptischen Götterwelt gilt Bes als Schutzgott, der seinen Schutz während der Nacht ausübte. Er schützte die ihn verehrenden Personen vor gefährlichen Wüstentieren, die er mit Messern vernichtete. Darunter insbesondere Schlangen, weswegen Bes oft als Schlangenwürger oder Schlangenverschlinger dargestellt wurde. Er wird jedoch ebenfalls als Gott der Zeugung und der Geburt angesehen und seine Abbildungen sind deshalb häufig in Frauengemächern und an den Kopfenden von Betten (insbesondere Hochzeitsbetten) zu finden. Er sollte einerseits böse Geister vom Haus fernhalten und galt damit andererseits aber auch als Beschützer der Schwangeren, Wöchnerinnen und Neugeborenen. Quelle: http://de.wikipedia.org/wiki/Bes_%28%C3%84gyptische_Mythologie%29, 14.8.2014
34 „… Fühlend Deinen Führer durchschreite ich die Lebensbahn …" Zeile aus dem Tagesspruch von Rudolf Steiner zum Mittwoch, Merkur.
35 Rudolf Steiner, Heilpädagogischer Kurs, GA 317, Seiten 35, 41 und 57
36 „Das Ich inkarniert nicht in den physischen Leib sondern in den Ätherleib" Aussage von Dr. med. Harald Haas, Bern
37 Alex Honnold, geb. am 17. August 1985, Foto von Niccolò Caranti am Trento Film Festival 2014, Wiki Commons, CC BY-SA 3.0
38 Rudolf Steiner, Der Zusammenhang des Menschen mit der elementarischen Welt, Vortrag vom 22.11.1914, Die Welt als Ergebnis von Gleichgewichtswirkungen. GA 158: „Beim modernen Menschen ist es so, dass der Ätherleib sich zusammenschnürt, sich zusammenzieht, zu klein wird. – Je weiter der Mensch kommen wird in der materialistischen Verachtung des Spirituellen, desto mehr wird sich dieser Ätherleib zusammenziehen und austrocknen." (S. 103) „Ein zu üppiger, ein zu weit ausgedehnter Ätherleib liegt einem verstärkten Atmungsprozess zugrunde, und dann besteht die Möglichkeit für das luziferische Element, sich besonders geltend zu machen." (S. 101) „Überall kann auf dem Umwege durch die Atmung das Luziferische in das Blut des Menschen hinein." (S. 102)
39 Zitiert nach André Nocquet, Der Weg des Aikido, Kristkeitz (1988), 167 Seiten.
40 Horst Wedde, Professor der Informatik an der TU Dortmund, a) CyberSpace - Virtual Reality. Fortschritt und Gefahr einer innovativen Technologie, Stuttgart 1996 b) Wedde Horst Die überpersönliche Sozialität als neuer seelischer Entwicklungsimpuls, in: Die Drei, November 2005 c) How and Where Do We Live in Vir-

tual Reality and Cyberspace - Threats and Potentials [Konferenz], Rendiconti del Seminario matematico e fisico di Milano, Vol. 67 1997, Download auf www.bewegteworte.ch

41 Rudolf Steiner, Der Hüter der Schwelle, Achtes Bild, Das Reich Ahrimans, GA14
42 Therapeuten mit Website, z.B.: a) Therapeutenliste Alexander-Technik-Verband Deutschland (ATVD) > 50%, b) Therapeutenliste Deutsche Gesellschaft für Angewandte Kinesiologie e.V. > 45%, c) Therapeutenliste HEBV-CH < 15% (Stand Juli 2014)
43 J.W. Goethe, Gesamtausgabe der Werke und Schriften in zweiundzwanzig Bänden: Poetische Werke, Seite 256 (Verlag J. G. Cotta)
44 Rudolf Steiner, zitiert nach Selg Peter, Wandlung und Neubeginn im Zeichen der Therapie – Der Kunstbegriff in der Heileurythmie, in Zukunftswerkstatt 100 Jahre Eurythmie, Medizinische Sektion am Goetheanum, 2011, S. 58
45 Kaspar Appenzeller, Erkrankungen des Nerven-Sinnes-Systems I, in: Der Merkurstab, Heft 5, 2000, 53. Jg., S. 349
46 Joseph Beuys, Ich ernähre mich durch Kraftvergeudung, Graphit auf Pappkarton 11,5 x 17 cm (Würstchenteller), 1978
47 Rudolf Steiner, Das differenzierte Erleben des Ätherischen, Vierter Vortrag vom 23.3.1913 in Den Haag im Zyklus: Welche Bedeutung hat die okkulte Entwicklung des Menschen für seine Hüllen (physischen Leib, Ätherleib, Astralleib) und sein Selbst? GA 145
48 „Das Ich inkarniert nicht in den physischen Leib sondern in den Ätherleib" Aussage von Dr. med. Harald Haas, Bern
49 In der klassischen Astrologie werden sie Herrscherplaneten genannt. Rudolf Steiner verwendet diese Beziehungen im Vortrag «Die Weltenuhr - die Kulturepochen im Zusammenhang mit Tierkreis und Planetenwirkungen», GA 180.
50 Rudolf Steiner, Der Mensch im Lichte von Okkultismus und Philosophie, sechster Vortrag, 8. Juni 1912, GA 137, S. 103ff
51 Rudolf Steiner, Heileurythmiekurs, Achter Vortrag (vor Ärzten), Stuttgart, 28. Oktober 1922, GA 315, 1966, S. 104ff
52 Ebda.
53 Davon spricht Rudolf Steiner z.B. im Heileurythmiekurs, wenn er sagt, dass beim Eurythmisieren das Ich und der astralische Leib leise heraustreten, was „die plastische Kraft der Organe anregt, so dass der Mensch in seinem Inneren ein besserer Atmer wird, dass er in Bezug auf die nach innen gelegene Verdauung ein ... besserer Mensch wird." (Heileurythmiekurs, Sechster Vortrag vom 17.4.1921, GA 315)
54 „Wenn der Sauerstoff nicht richtig durch unseren Körper geht, dann richtet der

Kohlenstoff allerlei Unrichtiges an, und da sind dann überall in unseren Blutadern kleinwinzige (Gicht-)Bröckelchen. Wir gehen herum und spüren das jetzt als eine Wirkung der Erde. Vor der müssen wir gerade geschützt werden. Wir leben eigentlich nur dadurch, dass wir fortwährend in der Atmung geschützt sind vor der Erde und ihren Einflüssen. ... Würden wir der Erde fortwährend ausgesetzt sein, würden wir fortwährend krank sein." Rudolf Steiner, Vom Leben der Seele im Atmungsprozess, 23. Dezember 1922, GA 348, 8. Vortrag, S. 152f

55 Rudolf Steiner, Die Welt als Ergebnis von Gleichgewichtswirkungen, Dornach, 22. November 1914 in dem Band Der Zusammenhang des Menschen mit der elementarischen Welt, GA 158, S. 131ff

56 Rudolf Steiner, Umwandlung von Urteil, Gefühl und Wille, Den Haag, 24. März 1913, Fünfter Vortrag in: Welche Bedeutung hat die okkulte Entwicklung des Menschen für seine Hüllen (physischen Leib, Ätherleib, Astralleib) und sein Selbst? GA 145

57 Elke Neukirch Der Weg von der Eurythmie zum Wesen der Heileurythmie. Grundlegendes zu Rudolf Steiners Begriffsdifferenzierungen, Okt. 2013

 Wilburg Keller Roth Vom Gehenlernen zur Eurythmie und Heileurythmie, Apr. 2013

 Sabine Sebastian Wesen und Methode der Heileurythmie, Feb. 2013

 Christine Junghans Wo steht die Heileurythmie innerhalb der anthroposophischen «Heilmittel»? Mrz. 2004

 Download auf: http://heileurythmie-medsektion.net/de/tr/artikel

58 In GA 221, S. 75f, dem sogenannten Kästchenkurs beschreibt Rudolf Steiner zwei unterschiedliche Inkarnationsströme. Der Mensch kann bei seinem Abstieg in den Körper seelisch-geistig über die Sinne und die Brustorgane in den Körper einziehen kann. Das macht er über den oberen Menschen. Sein Zuhause hat er dann vor allem in den Organen oberhalb des Zwerchfells. Der geistige Mensch hat aber keine räumliche Begrenzung. Deshalb kann er bei seinem Einzug in den Körper gleichzeitig einen zweiten Weg nehmen. Er zieht dann nicht sofort in den Körper ein, sondern verbindet sich auf seinem Weg stärker mit den Kräften der Erde. Dann zieht er über den unteren Pol in den Körper ein, welcher mit unseren Blut- und Pulsvorgängen verbunden ist. Ohne diesen äusseren Abstieg und inneren Wiederaufstieg im Körper kommt das Ich von oben. Es wirkt im Organismus bewusstseinsschaffend, aber abbauend. Aufbauend wirkt das Ich nur, wenn es zuerst im Geist durch die oberen Wesensglieder leibfrei abgestiegen ist und zusammen mit dem von unten kommenden Strom des unteren Menschen wie neu geboren aufsteigt.

⁵⁹ Rudolf Steiner, Heileurythmiekurs, Sechster Vortrag vom 17.4.1921, GA 315
⁶⁰ Aus «Grippe, Encephalitis, Poliomyelitis» 1. Krankengeschichte
⁶¹ Eine Übung von Pirkko Ollilainen
⁶² Drei kleine, dann ein grosser Schritt zurück mit Nein, Nein, Nein, Nein (I-U, immer mit dem rechten Fuss). Gleichzeitig mit den Fäusten von unter den Achseln nach unten drücken und den Körper so noch mehr aufrichten und stärken (U). Das Gefühl von Ärger hochkommen lassen. Hinten angekommen im Rücken zweimal einen Arm diagonal von der einen Seite oben zur anderen Seite unten führen (E) und den Arm dann durchstrecken (Z). Beim Z ein wenig gemein werden, eine Nadel setzen. Dazu dezidiert «Ethera (E) – Giz (Z)" sprechen oder denken. Beim Giz den S-Anteil besonders scharf werden lassen. Aufrecht bleiben.
⁶³ „Ich (59) kenne Eurythmie (und Heileurythmie) seit Jahrzehnten und lebte bis anhin im Glauben, dass es sich um eine Kunst handelt, die - wie jede andere auch - ganz stark vom Üben lebt bzw. mit dem Nichtüben zu keinen brauchbaren Ergebnissen führen kann.
Ich erzähle, dass ich seit mehr als einem Jahr intensiv versuche, damit aufzuhören, doch nichts habe gefruchtet, auch Nikotinpflaster seien mehr oder weniger wirkungslos geblieben. Daher meine Bitte: machen Sie mir dazu eine Übung! Er (Herr Hundhammer) meinte: Was Sie wieder verlangen von mir!
Wir haben 30 Minuten Zeit. Herr Hundhammer entwickelt „aus dem Stand heraus" eine Übung, die ganz auf das Problem „nicht mehr rauchen" ausgerichtet ist. Nach 20 Minuten steht die Übung, sie hat auch einen Namen (aus „zigarette" wurde > „etteragiz" bzw. > etera-giz = ewig geizig mit Zigaretten).
Die Übung ist recht kurz (ein paar Schritte, einige E- und Z-Gebärden) und einprägsam. Wir wiederholen sie während unseres Meetings mehrere Male und in den letzten 5 Minuten entwickelte Herr Hundhammer mit mir zusammen noch eine Alltags-Version, die ich im Zug sitzend anwenden könnte (ohne dass jemand etwas mitbekam) falls ich mit einem Zigarettenrückfall konfrontiert wäre. Die Übung solle ich täglich machen. Wenn ich starke Lust nach einer Zigarette hätte solle ich sie auch spontan machen oder allenfalls die Alltagsversion anwenden. Nach einem Rückfall sofort mehrmals wiederholen.
Das Ergebnis ist mehr als erstaunlich: ich habe nach diesem Meeting (vor 4 Monaten) nie mehr eine Zigarette angerührt. Ich habe kaum je Anfechtungen, das Rückfallrisiko ist derzeit bei (fast) null.
Die täglichen Übungen habe ich (siehe oben) bereits wenige Tage nach dem Meeting vergessen, sie waren auch nicht nötig. In den ersten Tagen und Wochen nach dem Rauchstop erlebte ich vielleicht alle 2 Tage eine Situation in der ich mir eine Zigarette wünschte. Es reichte aus, in diesen Momenten die Alltagsversion der Übung zu machen – und fertig. Es funktionierte immer, die Lust ging weg. Die Abstände zwischen diesen Momenten wurden länger. Später reichte es sogar, wenn ich „etera-giz" flüsterte und

mir die dazugehörigen Bewegungen und Gebärden nur innerlich vorstellte.
Die Wirkung lässt sich vergleichen mit dem was einem in der klassischen Homöopathie mit einer Hochpotenz widerfahren kann. Einmal einnehmen auf Dauer geheilt (das heisst vorerst für etwas mehr als 4 Monate)."
Quelle: www.bewegteworte.ch > Feedback Heileurythmie

64 Frau, 33, Jahre März 1922. Ausführliche Krankengeschichte mit u.a. Knieschmerzen nach Sturz vom Pferd mit angeblicher Patellafraktur vor mehreren Jahren. Nach Behandlung der Knieschmerzen erklärt R. Steiner diese als geheilt. Als Patientin noch Beschwerden erwähnt. Erklärt R. Steiner ihr, dass diese jetzt keine Bedeutung mehr haben, sondern folge der Gewöhnung sind. Diese Schmerzen soll sie bekämpfen mit folgender Meditation, wovon zwei Fassungen überliefert sind. Nach einigen Wochen konsequenten Übens sind die Schmerzen endgültig verschwunden. Meditation KG1, Fall Nr. 15 in Meditative Anweisungen und Texte für Patienten von Rudolf Steiner. Ita Wegman Klinik, Selbstverlag 1997. Zitiert nach: «Das Herz des Menschen», Internationale Jahreskonferenz der Medizinischen Sektion, Dornach, 12.-15. Sept. 2013, S. 59

65 Rudolf Steiner: Mantrische Sprüche, GA 268, S. 228

66 Seele im Seelenlande: *Andacht-E, eine nach links und rechts öffnende Wellenbewegung als Symbol für die horizontal orientierte Seelenwelt. Diese Schicht hat eine gewisse Dicke (E - W - Grosses E).* Finde des Christus Gnade: *Ein ruhiges F von oben durch den ganzen Körper bis in die Füsse, von wo es nach vorne strömt. Die Hände in einem schmalen U mit gestreckten Armen nach oben steigen lassen. Das U zu einer grossen Sonnengebärde öffnen, als Symbol für das Christuswesen, das ihn erwartet, vor ihm steht (F - U - O).* Die jedes Menschen Hilfe ist: *Über aussen nach unten greifen. Von unten mit den Händen aufsteigen und dabei ein aufsteigendes Wohlgefühl im Körper erzeugen, dass auch er wahrnehmen kann (L - M).* Seine Hilfe aus Geisterlanden: *Die aufsteigende Hilfegeste und das gute Gefühl im Körper wiederholen (L - M). Dann Übergang zum geistigen Prinzip: Streckung in einen Vokal, A, E, I, O oder U im oberen Bereich. Das Prinzip des Geistigen, das über dem Seelischen steht, durch die Streckung ansprechen.* Bringt auch jenen Geistern Friede: *Mit einer Hand eine Kontaktaufnehmende, deutende Geste auf ihn zu machen (V). Er darf spüren, dass er damit gemeint ist (D). Die Gestalt vertikal strecken, dadurch rüberbringen, dass der Mensch ein Geist ist (I). Dann mit der anderen Hand eine von oben sich herabsenkende Friedegebärde machen, die bei ihm ankommt (Mitteilung).* Die im Erdenleben - keinen Frieden - gefunden – haben: *Ein ruhiges Z mit einer Hand (oder mit beiden) von der Mitte nach unten. Die vier Wege werden nach unten hin zusammen mit dem Text kürzer. Unten mit der Gebärde bei den Zehen ankommen (Z-Z-Z-Z). Positiv (vorne) bleiben. Einfach nur konstatieren, wie es ist (O).*

67 Vera Koppehel / ArteVera, www.arte-vera.com/praxis
68 Heinrich Friedrich Wilhelm Seidel (* 25. Juni 1842 in Perlin, Mecklenburg-Schwerin; † 7. November 1906 in Berlin) war ein deutscher Ingenieur und Schriftsteller. Als Sohn eines Pfarrers studierte er am Polytechnikum und an der Gewerbeakademie und wurde Ingenieur, seit 1866 in Berlin war er am Bau des Anhalter Bahnhofs beteiligt und entwarf die damals in Europa einmalige Hallenkonstruktion mit einer Spannweite von 62,5 Metern. 1880 gab er den Ingenieur-Beruf auf und widmete sich ausschliesslich der Schriftstellerei.
69 Frei nach Friedrich Schiller: Suchst du das Höchste, das Grösste? Die Pflanze kann es dich lehren. Was sie willenlos ist, sei du es wollend - das ist's!
70 www.anthroposophie-muenchen.de/Siegel-IV.374.0.html am 9.8.2014: „Neben der in GA 284 publizierten Siegel von Clara Rettich ist das Siegel Nr. 4 hier aus einer anderen Serie der von Rettich gemalten Siegel zu sehen, die den (verlorenen) Originalsiegeln nach Meinung des Rudolf-Steiner-Archivs näher steht. Rettich hat diese Serie auf die s/w Fotos der verlorenen Originalsiegel gemalt. Die Herausgeber von GA 284 haben später eine der beiden Serien für den Druck ausgewählt. Von der anderen Serie gab es bislang keine Publikation innerhalb der GA. Sie sind zum ersten Mal gedruckt erschienen 2008 in der Dokumentation «Anthroposophie wird Kunst»".
71 „Siegel IV stellt unter anderem zwei Säulen dar, deren eine aus dem Meer, die andere aus dem Erdreich aufragt. In diesen Säulen ist das Geheimnis angedeutet von der Rolle, welche das rote (sauerstoffreiche) Blut und das blaurote (kohlensäurereiche) Blut in der menschlichen Entwicklung spielen. Das menschliche «Ich» macht im Erdenkreislauf seine Entwicklung dadurch durch, dass es sein Leben physisch zum Ausdruck bringt in der Wechselwirkung zwischen rotem Blut, ohne das es kein Leben, und dem blauen Blut, ohne das es keine Erkenntnis gäbe. Blaues Blut ist der physische Ausdruck der Erkenntnis gebenden Kräfte, die aber für sich allein in ihrer menschlichen Form mit dem Tode zusammenhängen, und rotes Blut ist der Ausdruck des Lebens, das aber in der menschlichen Form keine Erkenntnis für sich allein geben könnte. Beide in ihrem Zusammenwirken stellen dar den Baum der Erkenntnis und den Baum des Lebens, oder auch die beiden Säulen, auf denen sich das Leben und die Erkenntnis des Ich fortentwickeln bis zu jenem Vollkommenheitsgrade, wo der Mensch Eins werden wird mit den universalen Erdkräften." Rudolf Steiner, Bilder okkulter Siegel und Säulen, GA 284, S. 91ff
72 Selg Peter Wandlung und Neubeginn im Zeichen der Therapie – Der Kunstbegriff in der Heileurythmie in: Zukunftswerkstatt 100 Jahre Eurythmie, Medizinische Sektion am Goetheanum, 2011, S. 54

73 Rudolf Steiner, Zwölf Stimmungen, Wahrspruchworte, GA 40, S. 55
74 Rudolf Steiner, Lauteurythmiekurs, 10. Vortrag, GA 279, S. 172 ab „Wollen wir nun dieses menschliche Wesen einmal durchgehen …"
75 Ebda
76 „100 Jahre Audi – Vom Opa-Auto zum BMW-Rivalen. Der Autohersteller wird 100 Jahre alt und hat auch einigen Grund zum Feiern: Nach einem Imagewandel ohne Beispiel ist die Marke auf Augenhöhe mit Mercedes und BMW. … In einer Umfrage unter 285 Teilnehmern zwischen 18 und 32 Jahren habe Mercedes zwar bei den Themen Komfort, Sicherheit und Prestige besser abgeschnitten als der Konkurrent aus Ingolstadt, in puncto Jugendlichkeit und Modernität habe Audi den Wettbewerber aus Stuttgart aber auf die hinteren Plätze verwiesen. Auf die Frage "Assoziieren Sie die Marke mit Senioren?" erhielt Mercedes mehr als 60 Prozent Zustimmung, bei Audi indes waren es nur drei bis vier Prozent." Die Welt, 16.7.2009
77 Wie spricht man den Namen des Sportartikelherstellers Nike korrekt aus? Zwei Studenten aus England, Ben Martin und Kendal Peter, schrieben einen Brief an Philip Knight. In England sagen die meisten „Naik", wie es sich auf „bike" oder „like" reimt. Mancher sagt jedoch auch „Naikie", was schon für die eine oder andere Meinungsverschiedenheit gesorgt hat. Ein paar Wochen später kam der Brief zurück. Und siehe da: Der Firmengründer hatte „Naikie" markiert und das Rätsel nun ein für alle Mal gelöst." Quelle 10.8.2014:
https://de.finance.yahoo.com/nachrichten/r%C3%A4tsel-um-aussprache-der-marke-%E2%80%9Enike%E2%80%9C-gel%C3%B6st-084658497.html
78 Quelle: Informationsbroschüre für Krankenversicherer des Heileurythmie Berufsverband Schweiz 2013, www.heileurythmie.ch/krankenversicherung
79 Quelle: Rundbrief des Heileurythmie Berufsverband Schweiz vom Juni 2013
80 Quelle: Rundbrief des Heileurythmie Berufsverband Schweiz vom Juni 2013
81 Quellen mit Stand April 2014: Therapeutenliste des Heileurythmie Berufsverband Schweiz (HEBV-CH) auf: www.heileurythmie.ch/therapeutenliste; Ärzteliste der Vereinigung anthroposophisch orientierter Ärzte in der Schweiz (VAOAS) auf: www.vaoas.ch/index.php?id=anthrop-medizin_schweiz (Da die Seite nur schwer zu finden ist, hier der Pfad zum Durchklicken: Hauptseite www.vaoas.ch > Anthrop. Medizin > Anthr. Med. Schweiz.
82 z.B.: Heileurythmisten sollen sich „einen intuitiv-künstlerischen Blick erwerben für den Leib mitsamt seinen Funktionen und morphologischen Gesten, um … immer tiefer eindringen zu können in seine Werde- und Bildeprozesse". (Rudolf Steiner zitiert nach Peter Selg, Wandlung und Neubeginn im Zeichen der Therapie – Der Kunstbegriff in der Heileurythmie, in Zukunftswerkstatt 100 Jahre Eu-

rythmie, Medizinische Sektion am Goetheanum, 2011, S. 58)
83 Rudolf Steiner, Die Mission der Wahrheit, GA 58, S. 93ff
84 Erna van Deventer Wolfram, Aus der Entstehungszeit der Heileurythmie S. 12f.
85 Rudolf Steiner, Heileurythmie-Kurs GA 315 (Ausgabe 2003), Vortrag vor Ärzten am 28.10.1922
86 Die Heileurythmie ist ja zunächst von mir als ein System ausgearbeitet worden beim letzten Ärztekursus hier (1921), wo sie in einem besonderen Kursus angeschlossen worden ist, und diese Heileurythmie ist ja zunächst dazu bestimmt, bei verschiedenen Heilprozessen zu dienen. Es liegt durchaus auch auf ihrem Wege, bei Verkrüppelungen zu dienen. Es wird sich natürlich aber darum handeln, dass für leichtere Verkrüppelungen ja schon in dem, was als Heileurythmie bereits gegeben ist, das Nötige liegt. Bei stärkeren Verkrüppelungen wird es sich natürlich darum handeln, dass unter Umständen die Dinge nach irgendeiner Weise verschärft oder modifiziert werden. Nur, wenn man sehr stark darauf eingehen will auf das Modifizieren, dann handelt es sich darum, grosse Vorsicht zu üben. Rudolf Steiner, Die gesunde Entwickelung des Menschenwesens, Dornach, 5. Januar 1922, Diskussion abends, GA 303, S. 350
87 www.forumhe-medsektion.net/de/tr/unterlengenhardt am 20.8.2014
88 Erna van Deventer Wolfram, Aus der Entstehungszeit der Heileurythmie, S. 12f.
89 Rudolf Steiner, GA 186, S. 151
90 Lasse Wennerschou, Die Heil-Eurythmie, ein Gegenwartsbild, August 2007, pdf unbekannter Herkunft, S. 4
91 Rudolf Steiner: „Alles, was getan werden kann, wird entweder mit inneren psychischen Mitteln, mit Liebe, oder mit äusseren Mitteln, mit irgendwie verdichtetem Licht, geleistet." GA 120, S. 196 -200, Vortrag vom 27.5.1910
92 Telefongespräch mit einer Kollegin am 11.8.2013
93 Krankengeschichten Rudolf Steiners mit Heileurythmieverordnungen, Fortbildungsmanuskript von Dr. R. Torriani, 2008. Erstmals veröffentlicht auf dem mittlerweile vom Netz genommenen Heileurythmie-Portal www.heilportal.ch.
94 Die für die Schätzung zugrunde gelegte Zahl der Krankengeschichten ist geschätzt. Meine genaue Zählung der Krankengeschichten ist mir verlorengegangen. Sie sind in folgenden Werken zum Teil mehrfach gesammelt: Abnormitäten der Geistig-Seelischen Entwicklung / Degenaarsammlung Stuttgart / Die Pflanzenwelt, H. Walter / Die sieben Hauptmetalle, H. Walter / Der Krebs und seine Behandlung / Grippe, Encephalitis, Poliomyelitis / GA 300: Band 1, 2 und 3 / Steiner, Rudolf und Ita Wegman. Grundlegendes zur Erweiterung der Heilkunst, GA 27, S. 74ff
95 Quelle: Rundbrief des Heileurythmie Berufsverband Schweiz vom Juni 2013

96 Man erfährt solche Dinge nicht in der Literatur, aber manchmal von den Ehefrauen oder von Kollegen.
97 J.W. Goethe, Letzter Satz aus: Das Märchen von der grünen Schlange und der weissen Lilie
98 Der Begriff okkultes Gefängnis bezieht sich auf Aussagen von Rudolf Steiner, z.B. 11. Oktober 1915, und von G. Harrison, Das Transcendentale Weltenall, 1897. Sie führen aus, dass durch einen Bund von Okkultisten eine Mauer psychischer Einflüsse um Helena Blavatsky errichtet wurde, so dass alles, was sie an okkultem Wissen hatte, für lange Zeit in ihre Seele zurückgeworfen wurde und die äussere Welt nicht mehr erreichen konnte.
99 «Die Anthroposophische Gesellschaft könne in okkulte Gefangenschaft geraten sein. Ihr geistiges Streben werde wie von Mauern zurückgeworfen» … «Liegt über uns etwa doch eine okkulte Gefangenschaft? Wir kommen nicht hinaus [in die Aussenwelt] ...» Manfred Schmidt Brabant, Eröffnungsvortrag zur Michaeli-Tagung 2000, Nachrichtenblatt für Mitglieder der Anthroposophischen Gesellschaft, 19. November 2000. Zit. nach der Europäer, April 2001
100 Lasse Wennerschou, Die Heil-Eurythmie, ein Gegenwartsbild, August 2007, pdf unbekannter Herkunft, S. 5f
101 Johann Wolfgang von Goethe 1836: Poetische und prosaische Werke, Band 1, Teil 1, Seite 457 (Verlag J. G. Cotta)
102 Ein längere Abhandlung unter dem Gesichtspunkt, den falschen Atem zu vermeiden, finden Sie z.B. bei Barbara Lampe, Rundbrief des Berufsverbandes Heileurythmie BVHE 2014-1, S. 24. Dort steht unter anderem: „In der Heileurythmie wird die Achtsamkeit selten oder gar nicht auf die Atmung gerichtet. Die Sinngebung in der Heileurythmie liegt im Erfassen und Bewegen der Lautgestalt. Da liegt auch ihre Wirksamkeit. …"
103 Angelika Jaschke, Leiterin des Internationalen Forum Heileurythmie, «Wie wird aus dem eurythmischen Laut ein heileurythmisches Arzneimittel?», 2014, persönlich ausgehändigtes Dokument
104 Friedrich Wilhelm Nietzsche, Also sprach Zarathustra, Ein Buch für Alle und Keinen, Kapitel 33, Von der schenkenden Tugend
105 Privates Email eines Freundes vom 30.6.2013
106 z.B. Website der Heileurythmie-Ausbildung Unterlengenhardt: „Wir folgen dem Impuls von 1921, in dem Rudolf Steiner Ärzten die Verantwortung für die Heileurythmie in die Hände gelegt hat in enger Zusammenarbeit mit Heileurythmisten.", www.forumhe-medsektion.net/de/tr/unterlengenhardt, 20.8.2014
107 Rudolf Steiner am 28. Oktober 1922: „Es ist gewünscht worden, dass ich noch einiges in bezug auf unsere Heileurythmie sage. Im Grunde genommen ist das

empirische Material für diese Heileurythmie ja von mir beim letzten Ärztekurs in Dornach entwickelt worden, dargestellt worden, und es ist kaum notwendig, über das dazumal Gegebene hinauszugehen. Denn wenn es in entsprechender Weise verwertet wird, dann kann es ja wirklich sehr weittragende Bedeutung haben. Ich möchte heute vielmehr zu Ihnen sprechen über den ganzen Sinn und die Bedeutung der Heileurythmie." Heileurythmiekurs, GA 315, S. 110

[108] Broder von Laue, Zur Physiologie der Heileurythmie, 2007, S. 28ff.

[109] „Die Weisheit ist nur in der Wahrheit." J.W. Goethe, Kunst und Altertums. Eigenes und Angeeignetes in Sprüchen, 1821. Motto von Rudolf Steiner für die Anthroposophische Gesellschaf bei deren Gründung am 28.12.1912, vgl. z.B. GA 174a, S. 216

[110] Broder von Laue, Zur Physiologie der Heileurythmie, 2007

[111] Ricardo Torriani, Die menschliche Konstitution als Ergebnis des Zusammenwirkens von oberem und unterem Menschen, Der Merkurstab, Heft 1, 2006

[112] P. Heusser, H. Kiene, H. Gruber, Masterplan Evaluation anthroposophischmedizinischer Heilmittel, Der Merkurstab 2012, 65. Jg., Heft 2, S. 169

[113] Lic. phil. J. Christopher Kübler, Koordinator für Forschung & Wissenschaft im Internationalen Forum Heileurythmie, in: Internationales Journal für Heileurythmie 11/2013 S. 17, Hg. Internationales Forum Heileurythmie - Medizinische Sektion, Dornach/CH

[114] J. Christopher Kübler, Carolin Strecke, Klippen der Therapieforschung und ein Weg, sie zu überwinden, Juni 2013, Download am 10.8.2014: http://heileurythmie-medsektion.net > Forschung > Artikel

[115] Im Frühjahr 2013 ist die Studie „Evaluation zur Indikation anthroposophischer Therapien" von der Universität Witten/Herdecke wegen mangelnder Teilnahme aufgegeben worden.

[116] Im Sommer 2014 starteten zwei internationale Studien: eine web-basierte Studie zur Erfassung der Wirkung der Heileurythmie-Übungen aus Klientensicht (Arcim/Filderklinik) und eine Studie zu Klientenzufriedenheit und -befinden im Therapieverlauf (Universität Witten-Herdecke).

[117] Ausspruch von Herbert Vetter (1941-2014), Goldschmied und Vortragender

[118] z.B.: Herger Marlene, Wissenschaftliche Einzelfallstudie über Encephalomyelitis disseminata (Multiple Sklerose) 2008; Schröder Manuela, Eurythmietherapeutische Einzelfallstudie über ADHS - Das unruhige Kind, 2008; Gantter Lea, Eurythmietherapeutische Einzelfallstudie bei Halswirbelsäulen- und Karpaltunnelsyndrom, 2010; Liliane Pedrazzoli, Wirkung von Heileurythmie in der präoperativen Vorbereitung von Patienten/Innen, Klinische Studie im Paracelsusspital Richterswil (noch nicht abgeschlossen)

119 Gunver S. Kienle, Helmut Keine, Methodik der Einzelfallbeschreibung, Der Merkurstab 2009 Heft 3, Download am 10.8.2014 von: Internationales Forum Heileurythmie, http://heileurythmie-medsektion.net > Forschung > Artikel
120 Dissertationen mit Fokus auf die Heileurythmie: a) Janke, Klaus Henning, Grundlagen und Wesen der Heileurythmie – ihre Bedeutung bei der Behandlung von behinderten Kindern, Dissertation Erlangen-Nürnberg 1987; b) Sebastian, Sabine, Veränderung des Körperbildes im Verlaufe eine Körpertherapie. Fragestellung: „Verändern sich blind plastizierte Gestalten im Laufe einer heileurythmischen Behandlung?" Dissertation Erlangen-Nürnberg 1996. Nach einer Information von J. Christopher Kübler gibt es eventuell gibt es noch zwei weitere Dissertationen von c) Fr. Dr. Rudolph und d) Musial-Bright, L.
121 z.B. die Dissertation „Inner Silence - Wie wirkt Meditation" von Juliane Eberth (Prof. Peter Sedlmeier, TU Chemnitz 2013) auf der Grundlage von Befragungen praktizierender Medianten mittels der Grounded Theorie-Methode im Zweitpersonen-Verfahren
122 J.Ch. Kübler, Koordinator für Forschung & Wissenschaft im Internationalen Forum Heileurythmie, E-Mail vom 17.10.2014 und «Jahresbericht 2014: Forschung in der Heileurythmie (09/2014)», Download als PDF auf: www.heileurythmie-medsektion.net/de/tr/artikel
123 Aussage einer Teilnehmerin am 17.9.2014 anlässlich einer Vorab-Präsentation des Buchabschnittes «Videos»
124 http://de.wikipedia.org/wiki/Physik am 7.9.2014
125 z.B. Rudolf Steiner, Das differenzierte Erleben des Ätherischen, Vierter Vortrag vom 23.3.1913 in Den Haag im Zyklus: Welche Bedeutung hat die okkulte Entwicklung des Menschen für seine Hüllen (physischen Leib, Ätherleib, Astralleib) und sein Selbst? GA 145
126 Zitat aus einer E-Mail einer Dozentin für Heileurythmie vom 26. Juni 2013
127 Quelle Diagramm und Statistik: Rundbrief des Heileurythmie Berufsverband Schweiz, Juni 2013, S. 5
128 Aussage einer Heileurythmie-Dozentin im Herbst 2013
129 Johann Wolfgang von Goethe: Werke - Hamburger Ausgabe Bd. 12, Maximen und Reflexionen, 9. Aufl. München: dtv, 1981, S. 409, ISBN: 3423590386
130 Quelle: Rundbrief des Heileurythmie Berufsverband Schweiz vom Juni 2013, S. 4
131 „es handelt sich darum, dass auch die Heileurythmie ... in übender Arbeit erworben wird. Denn fast jedes Mal, wenn man aus seinen Heilinstinkten heraus ein bisschen wird angewendet haben die heileurythmischen Übungen, wird man die Sache besser können. Es ist durchaus so: im Üben wird man gerade in der Heileurythmie ganz besonders gut vorwärtskommen." Rudolf Steiner, Heileu-

rythmiekurs GA 315, S. 113

[132] *„Im Übergang zum heileurythmischen Gestalten mag man sich zunächst fragen, was im Intervall, im Gegenüber zwischen Heileurythmist und Patient geschehe und was bei der jeweiligen individuellen Bewegung entstehe. Im Intervall der sich begegnenden Bewegungen webt unter anderem, was hier nicht näher ausgeführt werden kann, das feine Spiel des Ich-Wahrnehmungssinnes in seiner Zu- und Abwendungsnuance. Bei der individuellen Bewegung zu stark auf das Element der Nachahmung achten zu lassen, scheint mir erfahrungsgemäss bei Erwachsenen nicht ratsam, da es dem Patienten nicht genug Freiheit zur Bewusstseinsbildung gewährt und ihn durch solchen Leichteverlust ermüdet statt erfrischt. Eine weiterführende Antwort zu den beiden obigen Fragen mag sich einem ergeben, wenn man anhand der "Philosophie der Freiheit" Rudolf Steiners (VI. und IX. Kapitel) sich einerseits auf das Sich-Auswechseln der menschlichen Individualexistenz mit der Totalexistenz im Universum besinnt, anderseits die Triebfeder- und Motivgestaltung bei jeder Handlung, hier bei der eurythmischen Bewegung, beachtet. Zum ersten Aspekt ist zu sagen, dass Rudolf Steiner in seinem Erforschen des Menschen als "Wort" einen sicheren Boden für die eurythmische Kunst geschaffen hat. Er erschloss uns die Möglichkeit durch Erarbeiten der Eurythmiefiguren und im praktischen Erüben der Laute, uns mittels der konsonantischen Elemente der Totalexistenz im Universum als Tierkreisregion anzunähern und dementsprechend ihre Planetensphäre im vokalischen Ausdruck zu berühren. Erst wenn man die Lautgestalt in ihrem so hohen universellen Rang für das bewusste Erleben des Patienten entwickelt hat, kann man ihm das Erlauschen dieser Weltenform im Zusprechen der Laute beim Üben zumuten und ihn zum freien Bilden beim Bewegen anregen. Zur zweiten Frage bezüglich der Bedeutung von Motiv und Triebfeder ist folgendes zu bedenken. Das Motiv strebt - als Ziel innerhalb der Bewegung - nach der vorher erfolgten Blickrichtung auf das Urbild zu. Die Triebfeder individualisiert als charakterologische Anlage ursprunghaft die Bewegung. Mit letzterer sollte man geduldig umgehen, nicht zu viel verbessern, damit man ihre Farbigkeit nicht abschattet, sondern diese vorsichtig transsubstantiiert, sonst engt man den Patienten ein, indem man ihm die Freude am Entfalten nimmt. Solche ist notwendig zum Beseelen der Bewegung, um ihr ein ausstrahlend-menschliches Element zu verleihen, während die Welt der Motive so geartet ist, dass diese wie aus der Zukunft aus dem Ewigkeitswesen, das wir Wahrheit nennen dürfen - auf den Menschen zulaufen, also einströmend, inkarnierender Art sind."* Erika Ott, Ein Beitrag zur Heileurythmie für Ärzte und Heileurythmisten, Privatdruck in Schreibmaschine, München 1980, 15 Seiten

[133] Zusammenfassung wesentlicher Ausführungen Rudolf Steiners bei Harald Haas: Nervosität, die heilpädagogischen Konstitutionen, sowie andere moderne Krankheiten des Schwellenübergangs und der Doppelgänger, Rundbrief für anthroposophische Psychotherapie.

[134] Für die Psychiatrie z.B. Wolfgang Rissmann, Wahnerleben und geistige Erfahrung als Herausforderung der eigenen Urteilskraft – Die verstärkte Suche nach wahrerer Wirklichkeit, Merkurstab Heft 4 2013, S. 305: „Die eigentliche therapeutische Herausforderung (bei der Behandlung von schizophrenen Psychosen) besteht darin, den Organbildeprozess und damit den Eiweissprozess der inneren Organstruktur so zu stabilisieren, dass die Bildekräfte im Organ gehalten werden und selber wieder tätig werden. Das ist bis heute noch wenig möglich. Vielfältige Erfahrungen mit anthroposophischen Arzneimitteln, vor allem mit Antimon haben keine eindeutige Wirkung gezeigt."

[135] Für die Kardiologie z.B. Dr. C. Rubens, Eröffnungsreferat der Jahrestagung der Medizinischen Sektion am Goetheanum, 12.9.2013: Das Herz des Menschen - Kardiologie in der Anthroposophischen Medizin. „In der therapeutischen Praxis wird durch ärztliche Einzelleistung und das Engagement zahlreicher Therapeuten sicher viel Ausgezeichnetes verwirklicht. Diese Leistung ist aber vielfach nicht in einer Weise aufgearbeitet, um in einen anderen Kontext, in andere therapeutische Gemeinschaften oder gar Krankenhäuser übertragen werden zu können. ... Wo blieb während der entscheidenden Jahre der Etablierung der aktuell anerkannten Kardiologie — also insbesondere ab Mitte der siebziger Jahre bis in die Gegenwart deren Ergänzung und Erweiterung durch die Anthroposophische Medizin? Wo blieb der entsprechende klinische Impuls? Wo blieb der kritisch-konstruktive Diskurs? Wo blieb die wissenschaftliche Bearbeitung? Konnten aus den Wegweisungen Rudolf Steiners bis hin zu den spirituellen Aspekten eine zukunftsweisende und sich bewährende therapeutische Praxis entstehen? Die Antworten fordern zur Bescheidenheit auf. Es stellt sich eher die sehr ernste Frage: was haben wir eigentlich durch die Anthroposophische Medizin für eine Kardiologie wirklich ‚praktisch in der Hand'? Was drängt nach Verwirklichung weil es nicht illusionär, sondern unmittelbar evident und im besten Sinne nach innen und aussen vertretbar ist? Wie kann Anthroposophie in der Herzkreislaufmedizin in ernst zu nehmender Weise repräsentiert werden — z.B. in einem ganz gewöhnlichen Krankenhaus, in einer hausärztlichen, internistischen oder kardiologischen Versorgungspraxis? Zur Zeit sind es wohl eher nicht die ausgearbeiteten und innovativen Konzepte, auf die alle quasi nur gewartet haben, bis sie endlich aus der Anthroposophie erwachsen — so wünschenswert das vielleicht auch wäre. Wenn es diese gäbe, hätten wir ja Menschen und Institutionen, die diese aufgreifen und in gegenseitigem praktischen und wissenschaftlichen Austausch verwirklichen würden."

[136] Ebda. „... es geht zunächst immer noch darum, in aller Bescheidenheit das anfängliche Bewusstsein von der Ganzheit des Menschen und der zentralen Bedeu-

tung des Herzorganes und seiner Erkrankungen mit allen Möglichkeiten und persönlichen Kräften zu pflegen und zu entwickeln. Schon allein durch die aus einer in diesem Sinne menschenkundlich erweiterten und spirituell durchdrungenen therapeutischen Haltung, kann das erwachsen, was von Patienten für ihre weitere Entwicklung angesichts ihrer Erkrankung benötigt wird."

[137] *„Innerhalb der Anthroposophischen Medizin hat der Anspruch, das Individuelle des Kranken mit zu berücksichtigen, einen besonders hohen Stellenwert. Bei der Heileurythmie besteht die Gefahr, dass der individuelle Heilweg dieses einzelnen Patienten überbetont wird und die systematische Therapie der Krankheit in den Hintergrund tritt."* Hans Broder von Laue, Zur Physiologie der Heileurythmie, Verlag am Goetheanum 2007, S. 12

[138] am 12.8.2014 z.B. auf folgenden Seiten so formuliert:
www.berufsverband-heileurythmie.de/heileurythmie.html,
www.sonnenhofarlesheim.ch/sonnenhof/index.php/.../eurythmietherapie,
www.centro-lanzarote.de/seite.php?seitenID=23,
www.emindex.ch/hp/praxis.las?s=jan.fontein,
www.haus-arild.de/index.php?id=48,
www.humboldtklinik.de/_navi/navi13.html,
www.damid.de › Anthroposophische Medizin

[139] Rudolf Steiner, Heileurythmiekurs GA 315, S. 106f

[140] z.B.: „Man muss in der Eurythmie darinnenstehen, man muss auf der anderen Seite aber auch tatsächlich hineinschauen in die körperliche Organisation. Beides sind Dinge, die man lernen kann." Rudolf Steiner, GA 317, S. 101

[141] Rudolf Steiner, Heileurythmie-Kurs, GA 315, S. 97f

[142] Ebda.

[143] Theodor Hosemann (1807-1875)

[144] J.W. Goethe 1827

[145] Genesis 8.1 / Gen 8.15 – 8.17 / Gen 9.1

[146] Rudolf Steiner, Heileurythmiekurs, GA 315, S. 120: „Und man wird tatsächlich auch über die heilgemässen Folgen des Turnens erst einen Aufschluss gewinnen können, wenn man auf die Ähnlichkeit hinschaut, welche die Freiübungen mit eurythmischen Übungen haben. Denn dasjenige, was beim Turnen heilsam ist, ist nur ein sekundäres Analogon zu dem, was heileurythmisch seine Bedeutung hat."

[147] Adrian Wagner, Info3, November 2011, S. 28ff.

[148] Stand September 2014

[149] z.B. bei Rebalancing am 6.8.2014:
http://de.wikipedia.org/wiki/Rebalancing_%28Therapie%29

150 So im Wikipedia-Artikel Cranio-Sacral-Therapie am 16.8.2014, http://de.wikipedia.org/wiki/Cranio-Sacral-Therapie
151 Stand 17.8.2014. Da YouTube-Suchen in der Regel personalisiert verlaufen, werden die Ergebnisse verschiedener Suchanfragen voneinander abweichen.
152 Antoine de Saint-Exupéry: Der kleine Prinz (Kapitel 21): „L'essentiel est invisible pour les yeux."
153 Ebda. im Original: „Man sieht nur mit dem Herzen gut", „On ne voit bien qu'avec le cœur."
154 DVD mit 50 Minuten Spiellänge in: Steinke Ursula, Eurythmietherapie im zweiten Jahrsiebt, ISBN 978-3-89979-118-1, 12,50 Euro
155 Zwei DVDs à 45 Minuten als Beilage zum Buch von Adelheid Charisius: Heileurythmie mit Säuglingen, Kleinkindern, Schulkindern, 15,00 Euro
156 Theodor Hundhammer, Mitschnitt einer Heileurythmie-Stunde in der Sozialtherapie, Förderung von Gleichgewicht, Sicherheit beim Gehen, Entspanntheit, 2013, 15 Minuten, auf YouTube und auf www.bewegteworte.ch > Videos
157 Theodor Hundhammer, Heileurythmie in der Werksiedlung Renan, Einblicke in die Heileurythmie mit Erwachsenen mit Unterstützungsbedarf, 2014, 16 Minuten, auf YouTube und auf www.bewegteworte.ch > Videos
158 <u>Auf CD:</u> (a) Charisius Adelheid, Heileurythmie mit Säuglingen, Kleinkindern, Schulkindern (b) Steinke Ursula, Eurythmietherapie im zweiten Jahrsiebt. <u>Auf Webseiten:</u> (a) Michaela Trefzer http://heileurythmie-trefzer.de <u>Auf YouTube:</u> a) Christoph Silex, S M A, L M I, T M U (b) Dmitri M. Vinogradov, 117 Videos und Animationen nicht nur, aber oft zu heileurythmischen Themen wie Rückenschmerzen, Depression, Durchfall usw. (c) Herbert Langmair, ADHS Symptome Eurythmietherapie Übungsbeispiele Fall 1 und 2 (d) Jane Schwab, Zwölf Heileurythmie-Übungen für einen Patienten der Studie Anxiety in EurythmyTherapy. (Nicht vollständige Aufzählung, Stand September 2013)
159 Videos von Jane Schwab auf YouTube und Vimeo, Eine Zusammenstellung der Videos auf einer Seite finden Sie auf www.bewegteworte.ch > Videos von KollegInnen
160 Ausschnitte aus einer animierten Präsentation am Infotag KomplementärTherapie 2013 in Bern
161 http://de.wikipedia.org/wiki/Wikipedia:WikiTV/VWA/Ideenwettbewerb
162 In der Schweiz z.B. iTherapeut für CHF 590.-, www.itherapeut.ch
163 Die Krankengeschichten sind in folgenden Werken zum Teil mehrfach gesammelt: Abnormitäten der Geistig-Seelischen Entwicklung / Degenaarsammlung Stuttgart / Die Pflanzenwelt, H. Walter / Die sieben Hauptmetalle, H. Walter / Der Krebs und seine Behandlung / Grippe, Encephalitis, Poliomyelitis / GA 300:

Band 1, 2 und 3 / Steiner, Rudolf und Ita Wegman. Grundlegendes zur Erweiterung der Heilkunst, GA 27, S. 74ff.
164 Rudolf Steiner, Heilpädagogischer Kurs, GA 317; Konferenzen der Steinerschule Stuttgart, GA 300: Band 1, 2 und 3
165 Margarethe Kirchner Bockholt, Grundelemente der Heil-Eurythmie
166 Erika Ott, Ein Beitrag zur Heileurythmie für Ärzte und Heileurythmisten, Privatdruck in Schreibmaschine, München 1980, 15 Seiten
167 Johann Wolfgang von Goethe: Faust, Der Tragödie zweiter Teil, Kapitel 22
168 „Es ist deutlich gesagt, worauf es in der Kunst ankommt. Nicht auf ein Verkörpern eines Übersinnlichen sondern um ein Umgestalten des Sinnlich-Tatsächlichen. … Der Künstler bringt das Göttliche nicht dadurch auf die Erde, dass er es in die Welt einfliessen lässt, sondern dadurch, dass er die Welt in die Sphäre der Göttlichkeit erhebt." Rudolf Steiner, Goethe als Vater einer neuen Ästhetik, Wien, 9. November 1888
169 Hachtel B., Gäch A., Bibliographie Heileurythmie, Veröffentlichungen 1920-2005, Salumed-Verlag
170 Publikationen zur Heileurythmie ab 2005 (Beatrix Hachtel) Download als PDF http://heileurythmie-medsektion.net/de/tr/forschung
171 Hachtel B., Gäch A., Bibliographie Heileurythmie, Veröffentlichungen 1920-2005, Publikation Nr. 98: „Detering setzt sich zunächst mit dem Eingreifen von Schwere- und Leichtekräften im Menschen auseinander. Werden der Leib und seine Organe vom Ich richtig ergriffen, werden diese in die Leichte gehoben, und das Ich kann sich durch sie offenbaren. Gelingt diese Einkoppelung in die Bewegungs- und Stoffwechselorgane nicht, fallen diese der Schwere anheim. Durch das heileurythmische U kann das Ich diese Regionen wieder kraftvoller ergreifen. Für die Gebärmuttersenkung wird das U mit fest aneinander gepressten Füssen, Beinen und Gesässmuskulatur ausgeführt, indem man langsam auf die Zehenspitze geht und wieder zurück (zweimal täglich je zehnmal). Daneben beschreibt er eine Art U M - Übung mit den Händen direkt am Bauch. Diese Übungen haben sich sehr gut bewährt."
172 Detering Ernst, Leichte und Schwere im Menschen. Beiträge zur Therapie der Unterleibssenkungen, Beiträge zu einer Erweiterung einer Heilkunst, Heft 5, 1965, 18. Jahrgang, S. 191-195
173 Aaron H. Swartz (* 8.11.1986, Chicago; † 11.1.2013, New York City) Obwohl der Betreiber des Zeitschriftenarchivs auf eine Anklage verzichtete, wurde er von der amerikanischen Justiz wegen Betrugs und Datendiebstahls angeklagt. Es drohten ihm bis zu 35 Jahren Haft und eine Million Dollar Geldstrafe. Er beging am 11.1.2013 Suizid. Bildquelle: Aaron Swartz im Profil 2008, CC BY 2.0, Fred Benen-

son, http://www.flickr.com/photos/creativecommons/3111021669

[174] Rudolf Steiner: "Goethe als Vater einer neuen Ästhetik" Wien, 9. November 1888

[175] Conrad Ferdinand Meyer, Begegnung: Mich führte durch den Tannenwald / Ein stiller Pfad, ein tief verschneiter, / Da, ohne dass ein Huf gehallt, / Erblickt ich plötzlich einen Reiter. / Nicht zugewandt, nicht abgewandt, / Kam er, den Mantel umgeschlagen, / Mir deuchte, dass ich ihn gekannt / In alten, längst verschollnen Tagen. / Der jungen Augen wilde Kraft, / Des Mundes Trotz und herbes Schweigen, / Ein Zug von Traum und Leidenschaft / Berührte mich so tief und eigen. / Sein Rösslein zog auf weisser Bahn / Vorbei mit ungehörten Hufen. / Mich fassts mit Lust und Grauen an, / Ihm Gruss und Namen nachzurufen. / Doch keinen Namen hab ich dann / Als meinen eigenen gefunden, / Da Ross und Reiter schon im Tann / Und hinterm Schneegeflock verschwunden.

[176] Karl's kühne Gassenschau, FABRIKK, www.fabrikk.ch

[177] Bodo von Plato (Hg.), Anthroposophie im 20. Jahrhundert, S. 827

[178] Rudolf Steiner, Heileurythmiekurs, GA 315, S. 106f

[179] www.berufsverband-heileurythmie.de > Literatur, Broschüren

Bildquellen Buchumschlag

Vorderseite: Denise Vanazzi, Bern 1993

Rückseite: Leonardo da Vinci, Johannes der Täufer, 1513 - 1516
Licensed under Public domain via Wikimedia Commons [i]

---

[i] http://commons.wikimedia.org/wiki/File:Jeanbaptiste.jpg#mediaviewer/File:Jeanbaptiste.jpg

Zum Autor

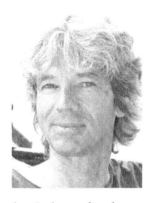

Theodor Hundhammer ist mein Künstlername. Ich habe ihn mir gleich bei meiner Geburt zugelegt.

Ursprünglich stamme ich aus Oberbayern. Mit achtzehn Jahren habe ich mit dem Segelfliegen begonnen, weshalb ich später an der TU Braunschweig Maschinenbau studierte und die erste Hälfte des Studiums ganz der Konstruktion, dem Bauen und Fliegen von Experimental-Segelflugzeugen widmete. Ich wollte aber nur solange Maschinenbau studieren, bis ich den Sinn des Lebens fände, um diesem dann zu folgen. Da ich ihn auf diese Weise aber nicht fand, machte ich mich auf die Suche. Es folgten Etappen als Bühnenhelfer am Goetheanum, wo ich die Anthroposophie kennenlernte, ein Jahr in der Heilpädagogik am Lago Maggiore im Tessin und eine Ausbildung zum Erzieher in Steiner-Kindergärten in England. Danach setzte ich mein Maschinenbaustudium fort, beschäftigte mich mit dem Thema Anthroposophie und Technik und absolvierte den zweiten Teil des Studiums mit den Schwerpunkten Getriebelehre und Fabrikbetrieb.

Nachdem ich vier Jahre bei der WALA-Heilmittel GmbH als Ingenieur gearbeitet hatte, entschloss ich mich zum Eurythmie-Studium in Holland und Amerika. Dies führte mich zu einer Tätigkeit als Eurythmie-Lehrer an Rudolf-Steiner-Schulen, zur Heileurythmie-Ausbildung und zuletzt zur Praxisgründung in Bern und Biel. Bis 2010 übte ich noch eine Nebentätigkeit als Projektadministrator bei FAIRMED (ehemals Leprahilfe Schweiz) aus. Seit dieser Zeit arbeite ich als Heileurythmist im Vollerwerb. In meiner Praxis arbeite ich vorwiegend mit Erwachsenen, an zwei Vormittagen gebe ich Heileurythmie für Erwachsene mit Unterstützungsbedarf in der Werksiedlung Renan.

Neben meinem Beruf engagiere ich mich im Heileurythmie Berufsverband Schweiz und beschäftige mich auf verschiedene Weise mit den Grundlagen und der Anwendung von Heileurythmie. Ich schätze die Schweizer Mentalität sehr und kann viel von ihr lernen. Mit meiner Schweizer Partnerin Monika Birkhofer lebe ich seit 5 Jahren im Seeland in der Nähe von Biel. Wir verbringen viel Zeit zusammen, beschäftigen uns so gut es uns gelingt mit Tango und sind begeisterte Skifahrer. Für ihre grosse Unterstützung beim Schreiben dieses Buches bedanke ich mich ganz herzlich!

Einen umfassenden Überblick über meine sonstigen Interessen und Tätigkeiten finden Sie auf meiner Website www.bewegteworte.ch

Positionierung

Im Moment (2014) gibt es in der Heileurythmie Bewegung Spannungen zwischen Vertretern einer «Heileurythmie nach Gerhard Weber» und Heileurythmisten, die diese Entwicklung mit Skepsis betrachten. Dazu kann ich sagen, dass ich nicht an Kursen von Herrn Weber oder einem seiner Schüler teilgenommen habe. Die Argumente und Haltungen, die in den betreffenden Diskussionen vertreten werden, verfolge ich mit Interesse und Nachdenklichkeit, die Inhalte in diesem Buch sind unabhängig davon erarbeitet.

Ich selber lebe mit der Überzeugung, dass das Neue mit dem Alten kongruent ist, aber nicht linear aus diesem entwickelt werden kann. Ich verbringe viel Zeit in Fortbildungen bei Menschen, die sich persönlich mit den Quellen der Heileurythmie und Eurythmie verbunden fühlen. Auf der anderen Seite interessiere ich mich natürlich dafür, wo man sonst noch lernen kann. Hier verdanke ich viele Anregungen Herbert Vetter,[i] der versuchte, das unmittelbare Erleben der ätherischen Bewegung, wie sie vorne im Buch geschildert ist, zu fördern. Am meisten versuche ich mittlerweile vom Leben selbst zu lernen, indem ich die verschiedenen Gebiete, auf denen ich Erfahrungen sammle, miteinander in Beziehung bringe.

---

[i] Herbert Vetter (1941-2014), Goldschmied und Vortragender

Bücher des Autors

Vom Ort zum Wort
Ein Weg zu den Potentialen der Heileurythmie

Durch die Verwendung des Systems der Sprache wirken die Gesetzmässigkeiten des Tierkreises und der Planeten als Hintergrundsystem in der Therapie mit. Diese Zusammenhänge sind am eigenen Körper erlebbar. Das wird ausführlich beschrieben und mit Übungen illustriert, die zum selbständigen Ausprobieren und Entdecken anregen.

2012, 180 Seiten, ISBN 978-3848223480
Umfangreiche Leseproben auf www.bewegteworte.ch > Bücher

Marie Steiner von Sivers
Biografie - Kulturimpuls - Spannungsfelder

„Ich finde Ihre Darstellung dieser Persönlichkeit sehr gut: ohne irgendwie tendenziell zu werden, aber mit Verständnis und mit Herz geben Sie ein deutliches Bild von dieser Persönlichkeit und von ihrem Umfeld. Das ist wichtig. Ich werde es der Kundschaft gerne empfehlen." (Ursula Piffaretti, Buchhandlung Beer, Zürich)

„Eine kurze und um Objektivität bemühte Studie zum Wirken Marie Steiner von Sivers. *Endlich ist nun mit diesem Buch eine kurze und preiswerte Einführung in das Leben und Werk Marie Steiner von Sivers erhältlich. Anhand der zahllosen Quellen kann sich jeder Leser ein eigenes Urteil erlauben. Wem das Thema ein Anliegen ist, kann über die Literaturliste im Anhang des Buchs weitere Werke, auch verstreute Zeitschriftenartikel, auffinden. Das Buch kann Missverständnisse aufklären, falls ein Leser über die Bedeutung Marie Steiner von Sivers bei der Entwicklung der Anthroposophie, beim Bau des Goetheanum, und in der Entstehung der anthroposophischen Bühnenkunst nicht hinreichend aufgeklärt ist, und deshalb unwahre Vorstellungen über die Bedeutung von Marie Steiner von Sivers in sich trägt. Es ist eine grosse Freude, solch eine einfühlsame Studie nun auch auf dem Kindle lesen zu können."* (Rezension auf Amazon)

2014, 96 Seiten, ISBN 978-3-7322-9527-2
Pdf-Manuskript einer früheren Version auf www.bewegteworte.ch > Marie Steiner

Videos des Autors

Heileurythmie in der Werksiedlung Renan
Einblicke in die Heileurythmie mit Erwachsenen mit Unterstützungsbedarf *(2014, 16 Minuten)*

Eurythmie thérapeutique à la Werksiedlung Renan
Eurythmie thérapeutique avec adultes ayant des besoins de soutiens, exercé avec les résidents de la Werksiedlung Renan *(2014, 16 minutes)*

Eurythmie auf Skiern - Video zum gleichnamigen Seminar
Ankündigung von Ski-Eurythmie-Kursen. Eurythmische Elemente verändern unsere Bewegung, und das eurythmische Erlebnis bereichert das Fahren auf den Skiern. *(2014, 10 Minuten)*

Womit endet das deutsche Alphabet? Mit dem TAO.
Ein eurythmisch-philosophischer Exkurs. Ausschnitt aus einer Vorführung zum hebräischen Alphabet am Tag der Begegnung in Aesch *(2011, 3 Minuten)*

Wasserfall, Spirale und 12-teilige Stabübung
Eine Demonstration am Begegnungstag der Werksiedlung Renan *(2013, 6 Minuten)*

Mitschnitt einer Heileurythmie-Stunde in der Sozialtherapie
Förderung von Gleichgewicht, Sicherheit beim Gehen, Entspanntheit *(2013, 15 Minuten)*

Der Tierkreis im Menschen - Die Laute im Bezug zum Körper
Vortrag am Info-Tag für KomplementärTherapie *(2012, 18 Minuten)*

Alle Videos auf www.bewegteworte.ch > Videos und auf YouTube

Vorhang auf !

UNSICHTBAR SICHTBAR

Ein Projekt in Planung

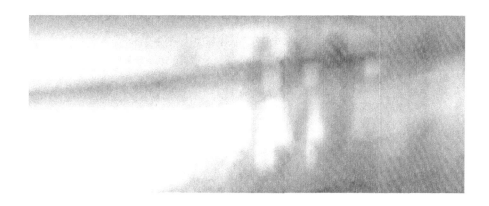

Ein Heileurythmist begegnet zwei Tangotänzern. Im entdeckungsfreudigen Spiel der Begegnung, im Spiegel nie gedachter Gedanken, im Rhythmisch-Tänzerischen und in überraschenden Demonstrationen ihres Könnens schauen sie den Menschen und seine Welt mit neuen Augen an. Mit Eurythmie und Tango mitten in den Geheimnissen des Lebens!

Weitere Informationen und Kontakt
www.bewegteworte.ch